U0846462

健康素养系列丛书

烟草危害健康常识

丛书主编　邹志江

丛书副主编　刘亦文　万德芝　王少臣

丛书编委　（按姓氏笔画顺序）

万　娟　万德芝　王少臣　卢小凡　付　恺

许乐为　刘亦文　邹志江　陈国安　吴寒冰

杨　冰　欧阳宗保　欧阳茜　张　莉　龚小平

黄迅前　曾庆勇　熊　丽　戴岳华　瞿　园

本书主编　曾庆勇

江西科学技术出版社

前　言

健康是促进人的全面发展的必然要求，是国家富强和人民幸福的重要标志。习近平总书记指出，没有全民健康，就没有全面小康。党的十八届五中全会从协调推进“四个全面”战略布局出发，提出“推进健康中国建设”的宏伟目标，江西省人大十二届五次会议通过的政府工作报告中提出的“推进健康江西建设”，充分体现了党和政府以人为本、执政为民的理念，凸显了党和政府对维护国民健康的高度重视与坚定决心。

随着国家经济的发展，人民生活水平的提高，如何提高国民的健康素养，有效增进国民的健康水平，是迫在眉睫的重大问题，而这个问题的改善需要社会各界有识之士共同努力。

在增进健康的努力中，人们往往过分依赖于医生、药物和医疗设施，却很少重视自身在增进健康中的主导作用，常常自叹工作忙而忽视自我保健，以致产生许多本来可以预防和避免的疾病；部分本来可以根治的疾病，也因此失去了治疗良机，导致健康水平的降低。在日常生活中，有些人被疾病折磨了几十年，仍对自己所患的疾病一无所知，或者知之甚少，把疾病康复的希望全部寄托在医生身上。实际上，医生并不是疾病预防和康复的主体，真正的主体是自己。就拿冠心病来讲：高胆固醇饮食、吸烟、肥胖、高血压和紧张情绪等均是引起和加剧冠心病的危险因素，而这些心理和行为因素都属于可以通过行为方式的改变而消除的危险因素。至于疾病的康复手段和方法，除了药物外，诸如运动、饮食等养生保健方法，更是医生所替代不了的。

依靠自己的主观努力，积极采取一切可以促进健康的自我保健方法，积极配合医生，同不健康、虚弱、疾病、衰老作斗争已越来越被人们所重视。另外，随着国家医疗体制改革进一步深化，医疗保险制度的普及和完善，人们迫切需要一套能比较系统、全面指导预防、医疗、保健、康复的医学科普书籍。为此，我们组织医学专家撰写了这套《健康素养系列丛书》，力求以通俗易懂的文字，把人们日常生活中最常见而又容易忽视的健康知识奉献给关心和爱护健康的人们。

《健康素养系列丛书》为人们防治常见病、慢性病提供了行之有效的自我保健方法，对提高生活质量作了精辟论述，是一套有别于医学专业书籍的新颖的科普知识系列读本。本丛书面向基层，面向群众，通过阅读，使读者能在自己的努力下，进行自我强身，以增强体质，减少疾病；一旦患病，以利尽早发现，及时治疗，早日康复，将疾病带来的损害降至最低限度；讲究实用，力求做到易读、易懂、易操作。一书在手，犹如请了一位家庭医学顾问。

限于水平与时间，本套丛书不足之处在所难免，望广大读者批评、指正。

目录

CONTENTS

第一章 烟草及吸烟行为

第二章 烟草依赖

第三章　吸烟对健康的危害

第四章　戒烟的方法

第五章　简短戒烟干预

第六章　关于烟草的谬误

第一章

烟草及吸烟行为

1 什么是烟草

烟草是一种一年生草本植物，属于茄目茄科烟草属，同属的植物包括红花烟草、黄花烟草等60余种。

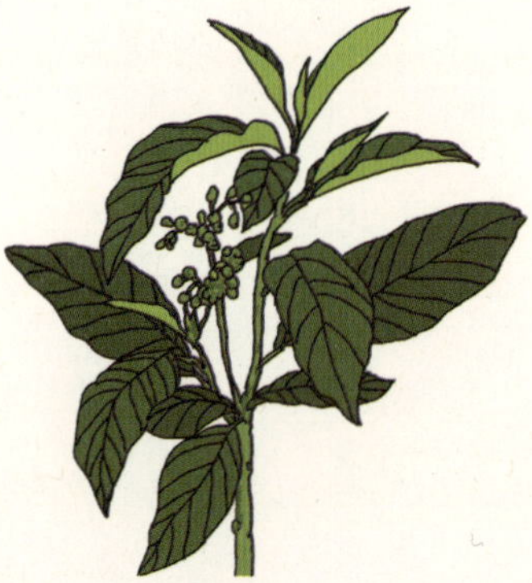

烟草原产于热带、亚热带地区。考古学家发现的最古老的烟草植物化石距今有250万年。资料显示，在公元前6000年，烟草已经在美洲普遍生长。6世纪前后，美洲的玛雅人开始吸食烟草，并将吸烟作为宗教仪式中的行为，其吸食方式包括将烟草卷成雪茄点燃以及将烟草切碎放入烟斗吸用。另外，美洲土著居民还用咀嚼烟草来缓解牙痛。在哥伦布到达美洲之前，烟草的生产和贸易已经成为美洲土著人的一项重要的经济活动，吸食烟草也已成为美洲土著文化的组成部分。

2 烟草的蔓延史

15 世纪末，哥伦布发现美洲新大陆后将烟草带回欧洲，使欧洲民众对于烟草有了最初的认识。跟随哥伦布完成发现美洲航行的僧侣雷蒙·潘被认为是将烟草引入欧洲的第一人。起初，欧洲将烟草视为一种药物，需要医生处方才可购买。但很快，大量欧洲人开始日常性地吸烟，即使政府颁布禁令也无法阻止。至 16 世纪，吸烟已流行于欧洲各国。由于欧洲对于烟草的需求量大幅增加，殖民者开始在美洲大规模种植烟草。随着航运贸易的繁荣，烟草和吸烟行为被传播至世界各地。17 世纪，用烟斗吸烟流行于欧洲。1610 年，弗朗西斯·培根在其著作中写道：“吸烟行为越来越普遍，而且这种习惯很难戒除。”18 世纪，吸食鼻烟广泛流行于欧洲，据称拿破仑每个月要吸食多达 7 磅的鼻烟。美洲用于种植烟草的土地面积不断增加。与此同时，吸烟对于人体健康的危害逐渐显现出来并引起医学界的重视。1761 年，英国医生约翰·希尔发表了一篇关于吸食鼻烟者更易罹患鼻部肿瘤的文章，这可能是历史上第一项关于吸烟对健康影响的临床研究。至 19 世纪，欧洲的雪茄消费量激增，而机制卷烟也开始在欧洲流行。此后，随着大型烟草企业的建立和烟草广告的出现，卷烟逐渐取代了雪茄，成为20世纪消费量最大的烟草制品。

烟草在16世纪（明朝万历年间）传入我国，并很快开始流行，引种至全国各地。明、清时期多位统治者曾下令禁烟。明崇祯皇帝曾传谕禁烟，违者处死；清太宗皇太极也曾下令禁烟，对烟草的种植、吸食、贸易乃至烟具的制作均明令禁止；清康熙、雍正也都曾下令禁止军民、官吏吸烟。然而由于吸烟极易成瘾，民间依然普遍存在私种、私藏、偷吸等行为，禁烟令并未能阻止吸烟在中国的蔓延之势。当时中国人主要吸烟斗（烟袋）或水烟。随着近代帝国主义的殖民侵略，鼻烟、卷烟等舶来烟草制品开始在中国出现。19世纪末到20世纪初，英、美、德等国家在中国建立多家烟厂，进一步加剧了吸烟行为在中国的广泛流行。

纵观历史，烟草种植、贸易与吸烟已经成为一种全球性的不良生产、经济和生活行为，对人类的健康和社会发展造成了严重的损害。种植烟草会带来大量的环境和公共健康问题；由于烟草的生长需要大量养分，且易受病虫害侵袭，种植烟草需大量使用杀虫剂和肥料，对土地及水资源造成严重污染；用木头燃料烤制烟叶会导致大规模的森林砍伐；烟农在种植烟草的过程中会遭受杀虫剂毒害、烟草萎黄病的危害，以及由烟草颗粒和田地粉尘等造成的肺损害；烟草贸易与烟草业的营销使吸烟行为在全球范围内迅速蔓延，由吸烟导致的大量疾病及死亡不仅危害全人类的健康，而且造成了巨大的劳动力损失和疾病负担。

现在，烟草已经在全球超过120个国家种植，每年全球烟草总产量约700万吨。全世界吸烟者总数已达11亿，每年死于烟草相关疾病者已达600万。我国作为世界最大的烟草生产及消费国，烟草产量占世界总产量的43%（2009年），吸烟者总数超过3亿，每年因烟草导致死亡的人数逾100万。烟草生产和吸烟行为已成为中国乃至全世界重大的社会、经济与卫生问题。

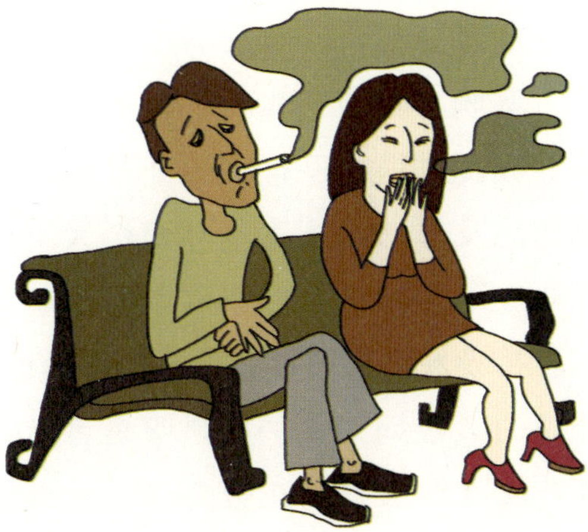

3 什么是烟草制品

烟草制品是指全部或部分由烟叶作为原材料生产的供抽吸、吸吮、咀嚼或鼻吸的制品。烟草制品的种类很多，按照吸食过程中是否产生烟草燃烧烟雾可分为可燃吸烟草制品及非燃吸烟草制品两个大类。不同种类的烟草制品对应不同的吸食方式。可燃吸烟草制品在吸食时需要点燃并吸入烟草烟雾，这是最普遍的烟草吸食方式，通常所说的“吸烟”指的就是吸食可燃吸烟草制品的行为。而非燃吸烟草制品在吸食时无须点燃，可直接用口或鼻吸用。需要强调的是，虽然烟草制品的种类和吸食方式多种多样，但科学研究表明，没有一种烟草制品是安全无害的，无论是何种烟草制品，通过何种方式吸食，都会对人体健康造成危害。

4 烟草制品的种类

目前世界上主要的烟草制品种类包括可燃吸烟草制品和非燃吸烟草制品。

（1）可燃吸烟草制品

①机制卷烟（机器制造的卷烟）：是全世界消费最普遍的烟草制品，流行于世界各地。这种卷烟由切碎的烟草经过数道加工后，由机器用纸包住卷成圆筒状制成。现代卷烟机可以在短时间内生产出大量卷烟。现代机制卷烟通常在一端带有滤嘴。吸食时，点燃没有滤嘴的一端，从有滤嘴的一端将烟草烟雾吸入。从理论上讲，滤嘴可吸附或阻隔烟草烟雾中的部分有害物质。但研究表明，在卷烟上加滤嘴并没有降低吸烟者的整体发病风险，并且，一些滤嘴的材料可能会使吸烟者吸入烟草烟雾中本不含有的有毒物质，如石棉等。值得注意的是，卷烟滤嘴可能会误导民众产生烟草烟雾中大部分有害物质可被滤嘴“滤掉”，吸烟的危害会由此减少甚至消除的错误印象，助长吸烟行为，对预防吸烟及戒烟产生负面作用。一些生产商还使用静电、激光等技术在滤嘴上增加一圈或数圈透气孔，这样在吸烟时，空气从透气孔进入滤嘴

与烟草烟雾混合，稀释烟草烟雾，从而使吸烟机测定的结果显示每次吸烟吸入的焦油、尼古丁及一氧化碳的含量降低，烟草业由此宣传所谓的“低焦油卷烟”。实际上，吸烟者吸卷烟时，手指和嘴唇往往会不同程度地盖住滤嘴上的透气孔，使其稀释烟草烟雾的效果大大降低。吸加装滤嘴的卷烟不能降低吸烟对健康的危害。

②自卷烟：是吸烟者自己将切得很细的烟丝手工填卷进烟纸中制成的卷烟，在欧洲和新西兰最为流行。吸自卷烟时，吸烟者将一端点燃，从另一端将烟草烟雾吸入。

③雪茄烟：是将经过香薰和发酵的烟草包在烟草叶子中制成的烟草制品，流行于世界各地。雪茄烟有多种形状和尺寸，在制作过程中需经过长时间的老化和发酵处理。

④其他种类的可燃吸烟草制品：

比迪烟：是手工将黑木柿叶或天度叶（柿树属）包卷烟叶，再用线绳扎紧制成。这种烟在南亚地区最为流行，是印度消费量最大的可燃吸烟草制品。比迪烟的吸食方法与卷烟类似。

丁香烟：是一种由烟叶与丁香油混合制成，具有丁香气味的卷烟，广泛流行于印度尼西亚。丁香烟的吸食方式与卷烟类似。

水烟：又称水烟筒或水烟袋，在地中海地区及亚洲部分地区（包括中国）等较为流行。吸食水烟时，将烟丝放在烟钵（常盖有铝箔纸）中燃烧，烟草烟雾穿过水钵，经过过滤和冷却，再通过吸管和烟嘴吸入体内。

烟斗：由烟钵和烟斗柄构成，吸食时将烟丝放入烟钵中点燃，通过烟斗柄吸入烟草烟雾。

（2）非燃吸烟草制品

①干鼻烟：是粉末状的烟草制品，可口服或经鼻吸入并通过鼻

黏膜吸收。干鼻烟曾经非常流行（尤其是在欧洲），但现在其吸食人数已明显减少。

②湿鼻烟：是一种将烟草粉碎后加工制成的烟草制品，流行于世界各地。吸食时将包裹有湿鼻烟的小包含在牙齿与颊黏膜之间含吸。

③咀嚼式烟草：在印度最为流行，在吸食时将其置于口颊或内唇中吸吮及咀嚼，吸食过程中将产生的烟汁吐出，因此也被称为“吐唾式烟草”。

5 烟草烟雾中的有害成分

（1）烟草烟雾的物理化学特性

烟草燃烧所产生的烟雾是一种在以氮、氧、一氧化碳和二氧化碳为主要成分的气体中悬浮的液体颗粒气溶胶。烟草烟雾中，已发现7000余种化学成分，并且随烟草制品和燃吸条件的不同，其化学组成会有所变化。

①烟草烟雾的气相与粒相：1969年，Pillsbury用0.3微米玻璃纤维滤片对烟草烟雾的气相和粒相进行了分离。烟草烟雾中能够通过滤片的成分被定义为“气相”，而其他存留在滤片上的成分被定义为“粒相”。气相中的化学成分包括氮气、氧气、二氧化碳、一氧化碳、乙醛、甲烷、氰化氢、硝酸、丙酮、丙烯醛、氨、甲醇、硫化氢、烃类、气相亚硝胺等。粒相中的化学成分则包括羧酸、苯酚、水、尼古丁、萜类、石蜡、烟草特有亚硝胺、稠环芳烃及儿茶酚等。

②主流烟草烟雾与侧流烟草烟雾：在吸烟者抽吸的过程中，根据气流形成的不同方式可以将烟草烟雾分为主流烟草烟雾和侧流烟草烟雾。主流烟草烟雾是指当吸烟者抽吸卷烟时从卷烟嘴端吸入的烟草烟雾；侧流烟草

烟雾是指卷烟的燃烧端在两次抽吸之间阴燃（没有火焰的缓慢燃烧现象）时产生的烟草烟雾。吸烟者呼出的主流烟草烟雾、侧流烟草烟雾与周围的空气混合，形成我们通常所说的“二手烟”。研究表明，吸烟者抽吸时，卷烟边缘部分燃烧较为剧烈，而在抽吸的间歇，卷烟中央部分燃烧较为剧烈。因此，主流烟草烟雾的化学成分以卷烟边缘部分燃烧产物为主，而卷烟中央部分燃烧的产物则在侧流烟草烟雾中有较高的浓度。

③烟草烟雾的化学成分及其生成：烟草烟雾的化学成分复杂。20 世纪 50 年代，Kosak 等在第一份关于烟草和烟草烟雾成分的报告中认为，烟草烟雾中只有约 80 种成分。随着科学技术的发展，越来越多的烟草和烟草烟雾成分被分离鉴定出来，现已发现烟草烟雾中含有 7000 余种化学成分。它们以不同形式及浓度分布在烟草烟雾的气相及粒相中，且在主流烟草烟雾及侧流烟草烟雾中有不同的分布。

（2）烟草烟雾中的有害成分

烟草烟雾中主要的有害成分包括至少 69 种已知的致癌物（如稠环芳香烃类、N－亚硝基胺类、芳香胺类、甲醛、1，3－丁二烯等）、有害气体（如一氧化碳、一氧化氮、硫化氢及氨等）以及具有很强成瘾性的尼古丁。烟草烟雾中含有的多种有害成分会对人体健康造成整体性的危害。

①尼古丁：烟草中含有大量的生物碱，其中含量最多的就是尼古丁，占烟叶干重的 1%～3%。烟草烟雾中的尼古丁以质子化和非质子化两种形式存在，其中质子化尼古丁不易挥发，而非质子化尼古丁易挥发，可进入烟草烟雾气相并迅速透过肺泡细胞脂质膜被人体吸收。决定烟草烟雾中两种形式尼古丁比例的因素很多。一些烟

草企业通过改变卷烟设计来提高烟草烟雾中非质子化尼古丁所占比例，以达到使尼古丁迅速被吸烟者吸收的目的。

尼古丁有很强的成瘾性，尼古丁成瘾是烟草依赖的根本原因。除成瘾性外，尼古丁还会对心血管系统造成危害。尼古丁既可以局部作用于神经元，也可以影响肾上腺释放儿茶酚胺类物质。相关研究表明，尼古丁可致心率加快，反映在对交感神经系统的持续刺激，而交感神经系统的不适当兴奋可能是心血管疾病的影响因素。

②挥发性物质：烟草烟雾中含有多种挥发性物质，其中主要的有害物质包括二氧化碳、一氧化碳、氮氧化物、含硫气体以及多种挥发性有机物。

二氧化碳和一氧化碳产生于烟草的燃烧过程，是除氧气、氮气之外，在主流烟草烟雾中含量最高的成分。一氧化碳与血红蛋白的结合能力极强，阻碍了氧与血红蛋白的结合，使血液携氧能力降低，影响组织供氧，对机体造成损害。若吸烟者已患有心血管疾病，其症状更易恶化。若孕妇吸烟，烟草烟雾中的一氧化碳会导致胎儿缺氧，进而影响胎儿发育，甚至造成胎儿死亡。

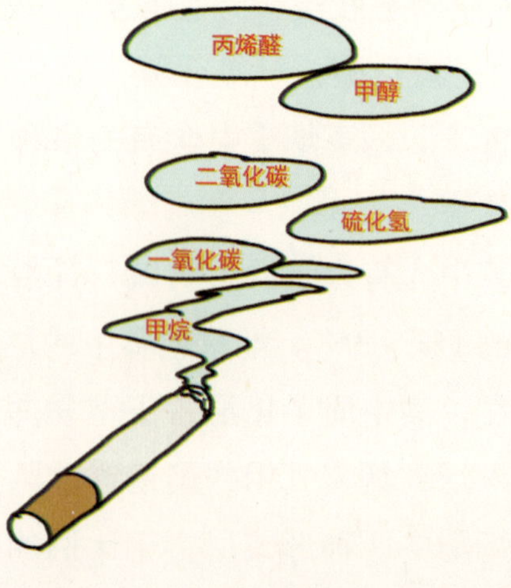

烟草烟雾中的氮氧化物由烟叶中的含氮氨基酸及蛋白质通过燃烧转化而来，主要包括一氧化氮、二氧化氮和一氧化二氮等。氮氧化物有很强的氧化作用，接触氮氧化物会对呼吸系统造成损害。

烟草烟雾中最主要的含硫气体是硫化氢，这是一种有很强刺激性的气体，会导致气道黏膜刺激症状。

烟草烟雾中含有大量挥发性有机物，主要由烟草燃烧产生，共含500余种，其中主要包含芳香族烃、羰基化合物、脂肪族烃和腈类。挥发性有机物的产生量与烟草燃烧生成焦油的量呈正相关。烟草烟雾中的挥发性有机物因其富有生物活性而得到广泛的研究。烃类是烟草烟雾中含量最多的挥发性有机物，其中1，3－丁二烯是一种致癌物质。羰基化合物包括酮类化合物和醛类化合物，其中甲醛具有极强的致癌性，同时还会抑制呼吸道纤毛的运动。腈类物质中最重要的是氰化氢，这是一种有很强氧化活性的物质，长期接触会导致呼吸道损伤。

③N－亚硝胺：烟草烟雾中存在多种N－亚硝胺类物质，其中的N′－亚硝基降烟碱（NNN）、4－（甲基亚硝胺基）－1－（3－吡啶基）－1－丁酮乙醛（NNK），N′－亚硝基新烟草碱（NATB）和N′－亚硝基假木贼碱（NAB）等被称为烟草特有亚硝胺。烟草特有亚硝胺主要在烟草处理、调制和储存过程中产生，如烟草中的尼古丁和尼古丁降解产物均可以与亚硝酸钠反应生成NNN和NNK。研究显示，NNN、NNK和其他一些烟草特有亚硝胺具有致癌性，与肺癌等多种烟草相关癌症的发生有关。

④稠环芳烃：稠环芳烃是有机物不完全燃烧的产物。最新研究显示，烟草烟雾中含有超过500种稠环芳烃，其中的苊烯、苊、蒽、苯并蒽、苯并芘等具有致癌性。

⑤芳香胺类：芳香胺类及其衍生物主要作为抗氧化剂等用于燃料、药品、杀虫剂、塑料和橡胶产品中。研究显示，烟草烟雾中含有芳香胺类物质，其中的2－萘胺、4－氨基联苯是致癌物。

⑥杂环胺：杂环胺是至少含有一个环烃和一个胺取代环的化合物。除烟草烟雾外，杂环胺还存在于某些食物（如烤肉等）中。烟草烟雾中存在的杂环胺包括2－氨基－9H－吡啶吲哚、2－氨基－3－甲基－9H－吡啶吲哚、3－氨基－1，4－二甲基－5H－吡啶吲哚等，其中的4－（甲基亚硝胺基）－1－（3－吡啶基）－1－丁酮等对人体有致癌作用。

⑦自由基：烟草燃烧会产生大量自由基，这些自由基分布于烟草烟雾的气相和粒相中。烟草烟雾气相中的自由基主要是烷基、烷氧基、NO_x 自由基等。烟草烟雾粒相中的自由基主要是醌和氢醌基团相关的半醌自由基多聚物。自由基有很强的氧化性，在人体内会引发氧化应激。研究结果表明，氧化应激能在炎症发生、内皮功能障碍、脂质异常和血小板激活等病理过程中发挥作用。

⑧金属及放射性物质：研究显示，烟草及烟草烟雾中的金属主要是从土壤中吸收的，因此能改变土壤成分的一些因素（如淤积物、化肥以及污水灌溉等）都会对烟草烟雾中的金属含量产生影响。烟草燃吸时，燃烧中心的温度高达900℃，可以使很多金属挥发进入烟草烟雾被人体吸入。烟草烟雾中金属物质的浓度与烟草加工、通风、添加物以及其在烟叶中的浓度有关系。烟草烟雾中含有的金属包括镉、铅、钴、铬、锑、铊和汞等。烟草烟雾中的多种金属有致癌作用，同时会导致DNA损伤。在烟草中还可以检测到一些放射性物质，如铅－210和钋－210。

6 什么是吸烟行为

吸烟是指吸烟者主动吸入的烟草制品燃烧所产生的烟草烟雾的行为。吸卷烟是最常见的吸烟行为。在吸烟过程中，烟草烟雾经过吸烟者的口腔及呼吸道，其中的多种有害物质随之被人体所吸收。研究结果表明，吸烟者抽吸的方式（如每一次抽吸的量、抽吸的频率、滤嘴通气孔的封闭程度等）会对吸烟者吸入烟草烟雾中化学成分的量产生复杂的影响。

烟草烟雾中含有大量的尼古丁，而尼古丁是一种具有很强成瘾性的物质，吸烟者易产生尼古丁依赖，即烟草依赖，此后会为摄入尼古丁而持续吸烟，并可能逐渐加大吸烟量。

吸烟会对人体健康造成极大的危害，甚至导致吸烟者死亡。吸烟过程中进入人体的化学物质和有毒物质会损害DNA，可造成细胞癌变；吸烟会损伤气道，导致慢性阻塞性肺疾病（慢阻肺）；吸烟会导致肺部炎症，造成永久性损伤，降低肺部有效交换空气的能力；吸烟会损害全身血管，也使血液更易凝结，可导致心脏病发作、脑卒中甚至猝死；烟草烟雾中的化学物质会干扰输卵管的功能，增加不良妊娠结局的风险，如异位妊娠、流产和低出生体重；吸烟会影响精子质量，可能降低生育力，损害胎儿发育；烟草烟雾中的化学物质会造成炎症和细胞损伤，并削弱免疫系统；烟草烟雾中的化学物质影响人体对血糖水平的调节，加剧糖尿病造成的病变。综上所述，吸烟可以从众多角度对人体造成严重甚至致命的危害。

吸烟导致的疾病

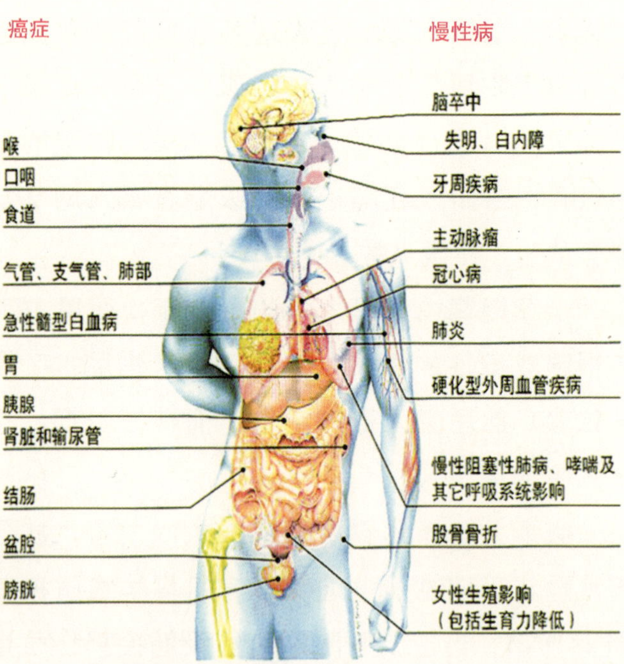

7 什么是二手烟暴露

二手烟是指由吸烟者在吸烟过程中吐出的主流烟草烟雾和卷烟或其他可燃吸烟草制品燃烧时散发出的侧流烟草烟雾所组成的弥散于空气中的一种混合物，又称为环境烟草烟雾或他人烟草烟雾。二手烟暴露，即在存在二手烟的环境中吸入或接触二手烟，又称为被动吸烟。一般而言，二手烟和环境烟草烟雾二词可相互通用，但在公众中，“二手烟”一词的知晓率要远高于“环境烟草烟雾”。另一方面，世界卫生组织《烟草控制框架公约》第 8 条的实施准则中提出，应避免使用“被动吸烟”这一术语，因为法国及其他地方的经验表明，烟草业可使用该术语来支持其“自愿接触二手烟是可以接受的”立场。基于以上情况，在实际中使用“二手烟”和“二手烟暴露”，而不使用“环境烟草烟雾”或“被动吸烟”。

研究表明，二手烟与主动吸烟者吸入的主流烟草烟雾相比，其化学成分及各成分浓度有所不同。一些对人体有严重危害的化学成分在二手烟中的含量要远远高于主流烟草烟雾。2000 年，“美国国家毒理学计划”估计，二手烟中含有至少 250 种有毒物质，其中至少含有 69 种致癌物质，包括苯并蒽、N－亚硝胺、4－（甲基亚硝胺基）－1－（3－吡啶基）－1－丁酮乙醛（NNK）、苯、1，3－丁二烯等。另外，二手烟中还含有一氧化碳、一氧化氮、尼古丁等有害成分。大量证据表明，二手烟暴露会对人体健康造成严重损害，有充分证据说明二手烟暴露可导致肺癌、烟味反感、鼻部刺激症状和冠心病。二手烟暴露对孕妇及儿童健康造成的危害尤为严重。有充分证据说明孕妇暴露于二手烟可导致婴儿猝死综合征和婴儿出生体重降低。有证据提示孕妇暴露于二手烟可导致早产、新生儿神经管畸形和唇腭裂。有充分证据说明儿童暴露于二手烟会导致呼吸道感染、支气管哮喘、肺功能下降、急性中耳炎和复发性中耳炎等疾病。此外，有证据提示儿童暴露于二手烟还会导致多种儿童癌症，加重哮喘患儿的病情，影响哮喘的治疗效果，而母亲戒烟可降低儿童发生呼吸道疾病的风险。同时，2010 年关于烟草问题的《美国卫生总监报告》明确指出，二手烟暴露没有所谓安全水平，而且即使短时间暴露于二手烟中也会对人体的健康造成危害。

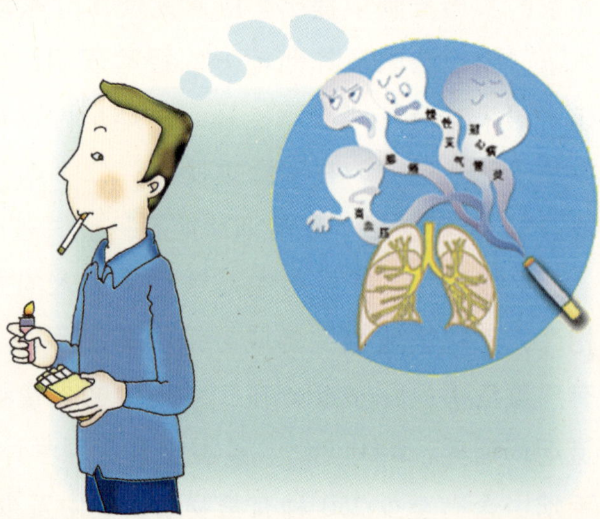

在室内环境中，由吸烟产生的侧流烟草烟雾及吸烟者呼出的主流烟草烟雾很容易被非吸烟者吸入，导致二手烟暴露的发生。研究证据表明，在室内环境中，无论是加装排风扇、空调还是其他装置，都无法避免非吸烟者吸入二手烟。即使是吸烟者与非吸烟者处于同一座建筑物的不同房间内，吸烟者产生的二手烟依然可以通过通风管道等途径到达非吸烟者所处的房间，因此，设置吸烟室或吸烟楼层并不能使非吸烟者免受二手烟暴露的危害。而唯一能够有效地使非吸烟者免受二手烟暴露危害的方法，就是在室内环境中完全禁烟。

第二章

烟草依赖

1 烟草依赖的表现

吸烟可以成瘾。国外的研究发现，在曾尝试过吸烟的人中，约1/3 可发展为每日吸烟者。吸烟者一般在开始吸烟时吸烟数量并不多，吸烟频率也不高，但随着吸烟时间的延长，“吸烟习惯”养成，吸烟量与吸烟频率会逐渐增加，“烟瘾”加大。这种“烟瘾”在医学上是一种慢性成瘾性疾病，称为烟草依赖。烟草依赖常表现为躯体依赖和心理依赖两个方面。躯体依赖表现为，在停止吸烟或减少吸烟量后，吸烟者将会产生一系列难以忍受的戒断症状，包括吸烟渴求、焦虑、抑郁、不安、唾液腺分泌增加、注意力难以集中、睡眠障碍等，部分戒烟者还会出现体重增加。一般情况下，戒断症状可在停止吸烟后数小时内开始出现，在戒烟最初 14 天内表现最为强烈，之后逐渐减轻直至消失。大多数戒断症状持续时间为 1 个月左右，但部分患者对吸烟的渴求会持续 1 年以上。心理依赖又称精神依赖，俗称“心瘾”，表现为主观上强烈渴求吸烟。烟草依赖者出现戒断症状后若再吸烟，会产生满足和欣快感，躯体和精神趋于松弛和宁静，使戒烟更加困难。

2 尼古丁是导致烟草依赖的原因

1988 年关于烟草问题的《美国卫生总监报告》描述了烟草依赖的药理学基础，并得出三个主要结论：①卷烟和其他形式的烟草制品可使人成瘾；②尼古丁是烟草中导致成瘾的物质；③烟草依赖的药理学及行为学过程与其他成瘾性药物类似，如海洛因和可卡因等。

烟草中导致烟草依赖的物质是尼古丁，故烟草依赖又称“尼古丁依赖”。尼古丁是一种对昆虫具有神经毒性的物质，可以保护烟草在生长中免受昆虫啮食。同时，尼古丁也是一种具有精神活性的物质，使用后可使部分人产生“欣快”感，并可暂时改善一些个体的工作表现和认知能力，延长注意力集中时间，减轻焦虑和抑郁等不良情绪。

尼古丁是尼古丁乙酰胆碱受体的激活剂，尼古丁乙酰胆碱受体存在于神经系统中。与其他配体门控离子通道相似，尼古丁乙酰胆碱受体由 5 个跨膜亚基组成。尼古丁与位于突触前的 nAChRs 结合后，可刺激脑中多种神经递质的释放，发挥其生物效应。

尼古丁依赖形成的机制主要在于其奖赏效应，其物质基础在于中脑边缘多巴胺奖赏回路。中脑边缘系统中的多巴胺奖赏回路是与药物依赖关系最紧密的脑区，主要由腹侧被盖区（VTA）、伏隔核（NAC）和杏仁核等构成。尼古丁与 nAChRs 结合后激活脑部 VTA 的多巴胺神经元，促使 NAC 释放兴奋性神经递质——多巴胺，使吸烟者产生“愉悦”感以及其他奖赏感受。尼古丁的半衰期为 2～3 小时，吸烟成瘾者如果减少烟量或停止吸烟，体内尼古丁浓度会迅速降低。当脑中尼古丁浓度降低到一定水平时，吸烟者无法继续体验“愉悦”感，并出现戒断症状和对吸烟的渴求。为避免这些戒断症状，吸烟成瘾者每隔一小段时间就要吸烟以维持大脑中的尼古丁水平。

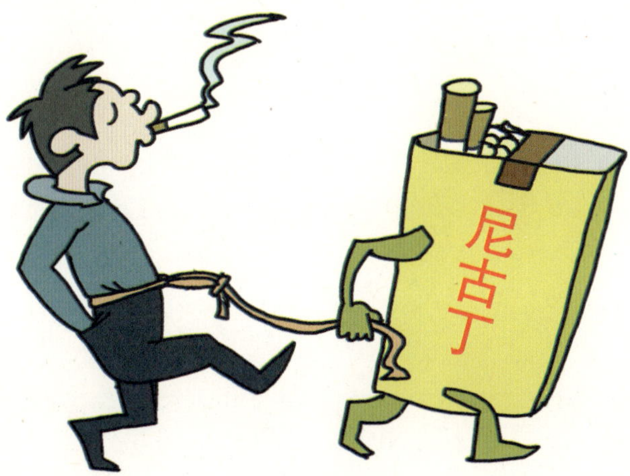

吸烟是摄入尼古丁并产生其精神活性效应的特别有效的方式。尼古丁呈脂溶性，被吸入肺部后能够迅速透过肺泡膜进入肺毛细血管的血液，并在数秒内到达中枢神经系统，作用于脑内的尼古丁乙酰胆碱受体。这种药代动力学特点不仅使尼古丁的精神效应最大化，而且易致成瘾。其他的尼古丁摄入方式（如通过口腔黏膜或鼻黏膜吸收）不能如此迅速地增加血中与脑中的尼古丁浓度，因此具有较小的精神活性效应，其成瘾性也相对较低。

烟草依赖者吸烟的主要动机是为了避免、解除或缓解戒断症状。因此，吸烟者在吸烟时所体验到的“愉悦”感是避免戒断症状（造成“幸福度”降低的原因）而产生的相对“愉悦”，而不是“幸福度”水平的绝对提高。也就是说，是由负“幸福度”向正常“幸福度”的回归，而不是产生了增加的“幸福度”。

此外，研究还发现，基因多态性与吸烟行为相关，这说明遗传因素在烟草依赖的发病中发挥一定作用。

3 烟草依赖的诊断标准与严重程度评估

吸烟者中许多都是烟草依赖者。在美国吸烟者中进行的研究表明，参照国际疾病分类（ICD－10）标准诊断的烟草依赖者约占吸烟者的70%；由于研究设计和纳入人群的不同，参照美国精神疾病协会《精神疾病诊断和统计手册》（DSM－Ⅳ）标准诊断的烟草依赖者占吸烟者的30%～90%。中国尚无吸烟者中烟草依赖患病率的研究资料。

（1）烟草依赖的诊断标准

烟草依赖不是一种习惯，而是一种慢性疾病，具有高复发的特点，WHO发布的ICD－10中该病的编码为F17.2。目前，国际上尚无专门针对烟草依赖的诊断标准，一般采用通用的“药物依赖诊断标准”，这里的“药物”也包括尼古丁。参照ICD－10中关于药物依赖的诊断条件，结合吸烟的行为特点，建议烟草依赖的临床诊断标准为：

在过去1年内体验过或表现出下列6项中的至少3项：①强烈渴求吸烟；②难以控制吸烟行为；③当停止吸烟或减少吸烟量后有时会出现戒断症状；④出现烟草

耐受表现，即需要增加吸烟量才能获得过去吸较少烟量即可获得的吸烟感受；⑤为吸烟而放弃或减少其他活动及喜好；⑥不顾吸烟的危害而坚持吸烟。

除可参照 ICD－10 诊断烟草依赖外，目前还以参照美国精神疾病协会制定的 DSM－Ⅳ中使用的“药物依赖诊断标准”做出烟草依赖诊断：

在过去 1 年内体验过或表现出下列 7 项中的至少 3 项：①出现烟草耐受表现；②停止吸烟或减少吸烟量后有时会出现戒断症状；⑧与尝试吸烟时的预期相比，成瘾后实际吸烟量更大，吸烟时间更长；④持续渴望吸烟，不能减少烟量或控制吸烟行为；⑤花费大量时间用于获得烟草、吸烟和戒烟；⑥由于吸烟而放弃或减少其他重要的社会活动、工作和娱乐活动；⑦尽管知道吸烟可引起或加重持续存在或反复出现的躯体或心理问题，仍旧坚持吸烟。

（2）烟草依赖程度的评估

吸烟成瘾者的烟草依赖程度可根据临床烟草依赖评定量表进行评估。

①烟草依赖评估量表（FTND）：该量表（表 1）为临床上使用较多的评估烟草依赖程度的方法，包含 6 个问题，每个问题的答案选项分别被赋予不同分值，以累积分值评估烟草依赖程度。总分最高为 10 分，累积值越高，评估烟草依赖程度越高：

0～3 分，为轻度烟草依赖；

4～6 分，为中度烟草依赖

≥7 分，为重度烟草依赖。

表 1　烟草依赖评估量表（FTND）

评估内容	0 分	1 分	2 分	3 分
您早晨醒来后多长时间吸第一支烟?	>60 分钟	31~60 分钟	6~30 分钟	≤5 分钟
您是否在许多禁烟场所很难控制吸烟?	否	是		
您认为哪一支烟最不愿意放弃?	其他时间	早晨第一支		
您每天吸多少支卷烟?	≤10 支	11~20 支	21~30 支	>30 支
您早晨醒来后第 1 个小时是否比其他时间吸烟多?	否	是		
您卧病在床时仍旧吸烟吗?	否	是		

②吸烟强度指数（HSI）：该指数（表 2）为另一种对烟草依赖程度进行评估的方法，仅使用了 FTND 量表中的 2 个问题："晨起醒来后多长时间吸第一支烟?"和"您每天吸多少支卷烟?"每个问题的答案选项分别被赋予不同分值，以累积分值评估烟草依赖程度。总分最高为 6 分，≥4 分评为重度烟草依赖。

表 2　吸烟强度指数（HSI）

评估内容	0 分	1 分	2 分	3 分
您早晨醒来后多长时间吸第一支烟?	>60 分钟	31~60 分钟	6~30 分钟	≤5 分钟
您每天吸多少支卷烟?	≤10 支	11~20 支	21~30 支	>30 支

根据 FTND 和 HSI 的评估结果可以帮助预测吸烟者在未来主动尝试戒烟及维持长期戒烟的可能性。两项评估所获得的累积分值越高，说明吸烟者的烟草依赖程度越高，主动尝试戒烟的可能性越小，维持戒烟状态的可能性也越小。

（3）戒断症状与吸烟渴求程度的评估

明尼苏达尼古丁戒断量表（MNWS）中文版（表 3）及吸烟渴求简短问卷（QSU－Brief）中文版（表 4）可用来评价吸烟者在戒

烟过程中的戒断症状和吸烟渴求程度，预测吸烟者戒烟的难度。两项评估的累积分值越高，说明吸烟者在戒烟过程中的戒断症状和吸烟渴求越严重，维持戒烟的可能性越小。

表 3　明尼苏达尼古丁戒断量表（MNWS）中文版

项目	评分	项目	评分
1. 抽烟的冲动		2. 情绪低落	
3. 易激怒，受挫感，或生气		4. 焦虑	
5. 难以集中注意力		6. 坐立不安	
7. 食欲增加		8. 入睡困难	
9. 睡眠易醒			

注：以上各项为吸烟者对过去一天的感受，以 0 ~ 4 分的分值计分。完全没有：0 分；轻微：1 分；中度：2 分；严重：3 分；非常严重：4 分。

表 4　吸烟渴求简短问卷（QSU – Brief）中文版

项目	评分	项目	评分
1. 我现在想抽烟		2. 现在有支烟抽是再好不过的事了	
3. 如果可能，我现在就会抽烟		4. 如果我现在能抽烟，我就能更好地处理事情	
5. 我现在想要的只有抽烟		6. 我有想抽支烟的冲动	
7. 现在抽支烟味道会很香		8. 为了现在能抽支烟，我几乎愿意做任何事	
9. 抽烟能让我情绪不那么低落		10. 我要尽快抽支烟	

注：各问题分别以 1 ~ 7 分的分值计分。分值代表吸烟者填表时对各问题陈述内容的同意或不同意程度，从“完全不同意”为 1 分到“完全同意”为 7 分，实行主观量化计分。

烟草依赖者不易成功戒烟。烟草依赖程度越高，在戒烟过程中产生的戒断症状和吸烟渴求越强，吸烟者维持戒烟的可能性越小。烟草依赖者常需依靠专业化的戒烟治疗才能有效地提高长期戒烟的可能性。

第三章

吸烟对健康的危害

1 烟草与健康

吸烟会对人体健康造成严重危害。自 1964 年关于烟草问题的《美国卫生总监报告》首次对吸烟危害健康问题进行系统阐述以来，大量证据表明，吸烟可导致多部位恶性肿瘤及其他慢性疾病，导致生殖与发育异常，还与其他一些疾病及健康问题的发生密切相关。

烟草烟雾中所含的数百种有害物质，有些直接损害人体，有些则在体内外与其他物质发生化学反应，衍生出新的有害物质后损伤人体。吸烟与二手烟暴露有时作为主要因素致病（如已知的 69 种致癌物质可以直接导致癌症），有时则与其他因素复合致病或通过增加吸烟者对某些疾病的易感性致病（如吸烟增加呼吸道感染的风险即是通过降低呼吸道的抗病能力，使病原微生物易于侵入和感染而发病），有时则兼具以上多种致病方式。

2 吸烟与恶性肿瘤

烟草烟雾中含有69种已知的致癌物，这些致癌物会引发机体内关键基因突变，正常生长控制机制失调，最终导致细胞癌变和恶性肿瘤发生。

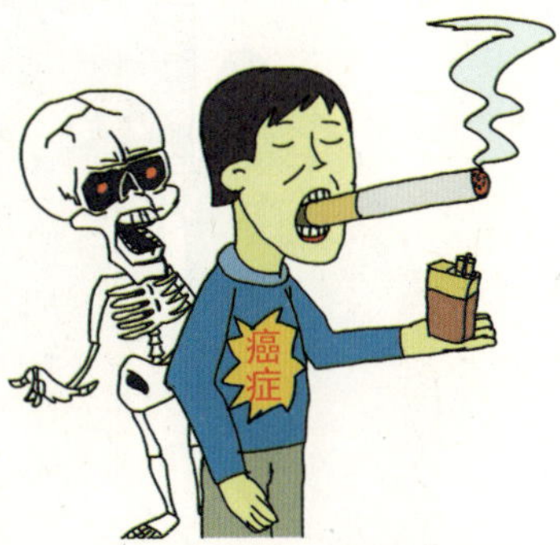

有充分证据说明吸烟可以导致肺癌、口腔和鼻咽部恶性肿瘤、喉癌、食道癌、胃癌、肝癌、胰腺癌、肾癌、膀胱癌和宫颈癌，而戒烟可以明显降低这些癌症的发病风险。此外，有证据提示吸烟还可以导致结肠直肠癌、乳腺癌和急性白血病。改吸“低焦油卷烟”不能降低癌症的风险。

吸烟者的吸烟量越大、吸烟年限越长、开始吸烟年龄越小，癌症的发病风险越高。

戒烟可以降低癌症的发病风险。戒烟时间越长，癌症的发病风险降低越多。

3 吸烟与呼吸系统疾病

吸烟对呼吸道免疫功能、肺部结构和肺功能均会产生不良影响，引起多种呼吸系统疾病。

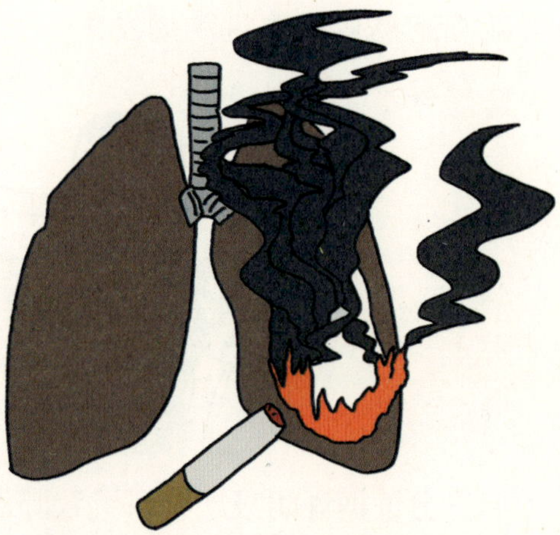

有充分证据说明吸烟可以导致慢性阻塞性肺疾病（慢阻肺）和青少年哮喘，增加肺结核和其他呼吸道感染的发病风险。吸烟可以导致哮喘病情控制不佳。

吸烟者的吸烟量越大、吸烟年限越长、开始吸烟年龄越小，呼吸系统疾病的发病风险越高。

女性吸烟者患慢阻肺的风险高于男性。

戒烟可以降低呼吸系统感染的发病风险，改变呼吸系统疾病的自然进程，延缓病变的进展。

4 吸烟与心脑血管疾病

吸烟会损伤血管内皮功能，可以导致冠状动脉、颈动脉、主动脉、脑部动脉、周围动脉等动脉粥样硬化的发生，使动脉血管腔变窄，动脉血流受阻，引发多种心脑血管疾病。

有充分证据说明吸烟可以导致冠心病、脑卒中和外周动脉疾病。

吸烟者的吸烟量越大、吸烟年限越长，冠心病的发病和死亡风险越高。

戒烟可以显著降低这些疾病的发病和死亡风险。

5 吸烟与生殖和发育异常

烟草烟雾中含有多种可以影响人体生殖及发育功能的有害物质，吸烟会损伤遗传物质，对内分泌系统、输卵管功能、胎盘功能、免疫功能、孕妇及胎儿心血管系统及胎儿组织器官发育造成不良影响。

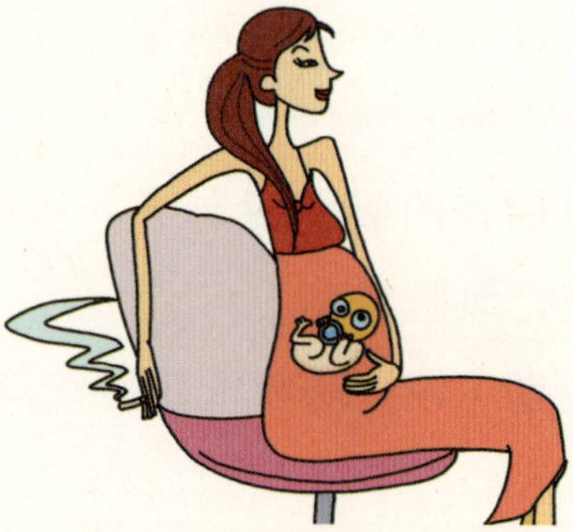

有充分证据说明女性吸烟可以降低受孕概率，导致前置胎盘、胎盘早剥、胎儿生长受限、新生儿低出生体重以及婴儿猝死综合征。此外，有证据提示吸烟还可以导致勃起功能障碍、异位妊娠和自然流产。

吸烟者的吸烟量越大、吸烟年限越长，勃起功能障碍的发病风险越高。

戒烟可以降低勃起功能障碍的发病风险，并改善病情。

6 吸烟与糖尿病

有证据提示，吸烟可以导致 2 型糖尿病的发生，并且可以增加糖尿病患者发生大血管和微血管并发症的风险，影响疾病预后。

吸烟者的吸烟量越大、吸烟年限越长，患 2 型糖尿病的风险越高。

戒烟可以降低糖尿病的发病风险。

7 吸烟与其他健康问题

有充分证据说明吸烟可以导致髋部骨折、牙周炎、白内障、手术伤口愈合不良及手术后呼吸系统并发症、皮肤老化、痴呆。

幽门螺旋杆菌感染者吸烟可以导致消化道溃疡。

有充分证据说明吸烟可以导致因病缺勤及医疗费用增加。

有证据提示戒烟可以降低痴呆的发病风险。

第四章

戒烟的方法

1 戒烟好处多多

吸烟会对人体健康造成严重危害，而戒烟是已被证实的减轻吸烟危害的唯一方法。吸烟者戒烟后可获得巨大的健康益处，包括延长寿命、降低吸烟相关疾病的发病及死亡风险、改善多种吸烟相关疾病的预后等。

人们会因为各种原因戒烟，大部分都和健康相关。请记住，吸烟危害绝不是危言耸听，而是千千万万生命和患者的真实告白。

戒烟可以获得的好处很多。如戒烟后 6 小时：心率会下降，血压也会轻微降低；戒烟后 8 小时：嗅觉和味觉开始改善；戒烟后 72 小时：血液循环改善，血压恢复正常，

男性精子数量和质量恢复正常，女性生育水平提高，肺功能改善；戒烟后6个月：咳嗽、鼻塞、呼吸困难等症状改善；戒烟后1年：吸烟导致心脏病发作的危险显著降低；戒烟后10年：患肺癌的风险显著降低。

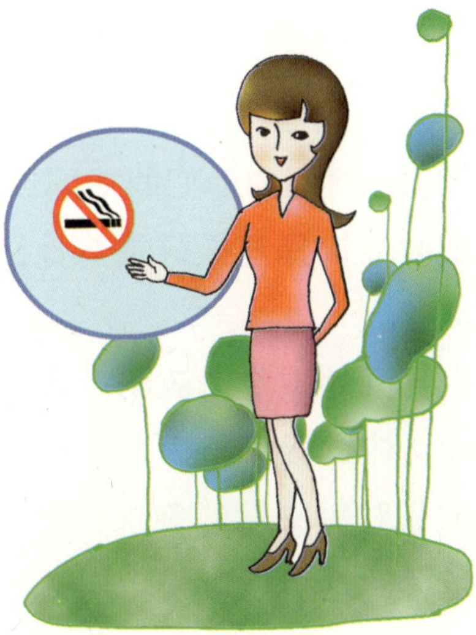

2 做好戒烟计划

绝大部分戒烟者都是仓促制订并实施戒烟计划的，所以一般在很短时间内他们的戒烟计划都会以失败告终。因此，戒烟时应该提前做好戒烟计划，并在思想上为此计划做好准备。

当决定要开始戒烟，应制订吸烟行为记录表，记录戒烟者一周之内的吸烟行为。这将帮助戒烟者了解自己的吸烟习惯和对每支烟的需求程度，一旦开始戒烟，戒烟者就知道哪些烟可以轻易地避免，哪些烟需要花费很大努力去克服。

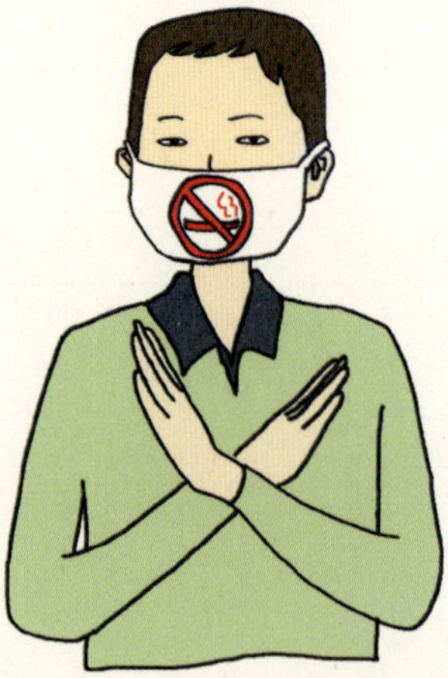

3 吸烟行为记录表

戒烟者戒烟前制订的吸烟行为记录表如表 5 所示。

表 5　吸烟行为记录表

支数	时间	地点	和谁在一起	心情	需要程度
1					
2					
3					
4					
5					
6					
7					
8					
9					
10					
11					
12					
13					
14					
15					
16					
17					
18					
19					
20					

4 为戒烟做好准备

戒烟者在戒烟前先记录一周的吸烟习惯，然后做好如下准备：

①扔掉所有烟草制品和吸烟用具；

②开始延迟吸第一支烟的时间 5～10 分钟；

③减少在可吸烟场所停留的时间；

④尽量保持忙碌状态，即使是在休闲时间；

⑤避免他人在自己面前吸烟；

⑥向已经戒烟的人咨询经验；

⑦确定一个戒烟日；

⑧告诉家人、朋友和同事自己正在准备戒烟；

戒烟必备

⑨告诉他们自己要从哪天开始戒烟；

⑩考虑自己是否需要戒烟药物、短信以及热线帮助戒烟；

⑪如果曾戒过烟，回顾以往的戒烟经历，从中汲取经验教训；

⑫练习当别人给自己递烟时应该如何回答，如："不用了，谢谢，我已经戒烟了。""谢谢，不过我已经下决心不抽烟了。"

5 赢得戒烟第一天的挑战

到了设定好的开始戒烟的日子了，从这一天开始完全戒烟，一口也不再吸。

扔掉家里、汽车内以及工作场所的烟及烟灰缸，禁止别人在家里吸烟。告诉配偶、家庭成员、朋友、同事以及其他密切接触的人，自己已经戒烟了，希望得到他们的鼓励与支持。

签署戒烟承诺书。

相信自己，一定可以赢得戒烟第一天的挑战！

当烟瘾强烈时——可以做下面的三件事：

①喝水：可以减低烟瘾，更可以让自己的手和嘴忙着。

②做一些事情：找一些事情来做，分散对烟瘾的注意力。

③延迟点烟动作：稍等 10 分钟，烟瘾会自动消失。

当感到压力增加时——尝试做深呼吸：

①从 1 数到 5，同时慢慢地将空气吸进去。

②屏住呼吸，从 1 数到 5。

③再从 1 数到 5，同时慢慢地将空气完全呼出。

④屏住呼吸，从 1 数到 5。

⑤重复做深呼吸，直至觉得压力减轻。

当戒烟的决心动摇时——重新建立意志的三种方法：

①记住：戒烟的主要原因。

②重读：带在身旁提醒自己戒烟的字条。

③大声对自己说："我已经多天没抽烟了，我现在绝对不能放弃！"

6 戒烟承诺书

戒烟者签署的戒烟承诺书如下所示。

戒烟承诺书

我（姓名）____________________

郑重承诺，从　　　年　　月　　日开始，不再抽烟，决心完全戒烟。

我之所以这么做是因为：________________________________

____

____

我决心，无论如何都会坚持我的戒烟决心，努力战胜一时的不舒服。

我坚信，我一定能克服烟瘾，找回全新自我。

承诺人签名：__________________

见证人签名：__________________

年　　月　　日

7 戒烟记录表

在戒烟的过程中，应将戒烟的情况记录到戒烟前准备的戒烟记录表中，如表 6 所示。

表 6　戒烟记录表

戒烟第一周	
星期	戒烟第一天：　月　日 祝贺你勇敢地迈出了第一步！让自己稍微忙碌点，做些有意思的事情来忘记吸烟。告诉自己的家人和朋友多监督自己。 心情留言：
星期	戒烟第二天：　月　日 为自己喝彩！你成功坚持了一天！有烟瘾出现的话，赶紧试试戒烟四招（深呼吸 15 次、喝杯冷水、扩胸伸懒腰、刷牙或洗脸）、转移注意力或找人聊聊天，也可以嚼胡萝卜、小黄瓜等。 心情留言：
星期	戒烟第三天：　月　日 试着将生活中的压力减到最低！一定要找时间运动，来对抗哈欠连连、精神不济的戒断症状。建议随身携带笔和无糖口香糖，来代替吸烟的习惯。 心情留言：
星期	戒烟第四天：　月　日 戒烟放轻松！可以试着做些放松运动或静坐。如果你在使用戒烟药物，要按时使用，有困难时要寻求医生的帮助和亲友的支持。 心情留言：

续表

戒烟第一周	
星期	戒烟第五天：　月　日 你的身体已经慢慢从吸烟的习惯中脱离！要记得，因为戒烟而产生的身体、心理不适感只是暂时的，你一定要坚持！ 心情留言：
星期	戒烟第六天：　月　日 从事一些自己喜欢的活动，如看场电影、听音乐会、请自己吃一餐，或逛逛街买个小礼物，犒赏一下自己吧！ 心情留言：
星期	戒烟第七天：　月　日 太棒了！你已经坚持一个星期了，最糟糕的时期已经过去了！你已经度过最难熬的一个星期，请继续维持少食多餐与清淡的饮食原则，邀亲友或同事一起到户外走走、爬爬山、洗个温泉等都是不错的选择！ 心情留言：
戒烟第二周	
星期	戒烟第八天：　月　日 恭喜你！通过一周的考验，你的身体已经逐渐的恢复。这周要继续加油哦！ 心情留言：
星期	戒烟第九天：　月　日 复习克服烟瘾的应对策略。不要忘记给自己掌声！ 心情留言：
星期	戒烟第十天：　月　日 回想自己戒烟的理由，再一次坚定地告诉自己为何要戒烟。 心情留言：

续表

戒烟第二周	
星期	戒烟第十一天：　月　日 到户外走走、散散心，可以减轻戒烟时不适的症状。 心情留言：
星期	戒烟第十二天：　月　日 记住要提高自己的警觉心，一口烟都不能吸！ 心情留言：
星期	戒烟第十三天：　月　日 运动应该已成为你习惯的一部分，请持之以恒！若有戒烟药物的辅助，记得还要继续使用。 心情留言：
星期	戒烟第十四天：　月　日 恭喜你！你已经成功地度过两个星期无烟的日子，要充满信心与盼望的继续加油！接下来的日子是对你意志力的考验，一定要坚持下去！ 心情留言：

8 戒烟遇到困难怎么应对

（1）抑郁

①打电话给亲戚或朋友。

②和别人一起看电影，逛街。

③默念自己的戒烟决心。

（2）失眠

①下午 6 点以后不喝咖啡。

②睡前在床上阅读。

③做些缓和运动再入睡。

（3）暴躁、挫折感或愤怒

①暂时离开有压迫感的地方。

②去散步或锻炼身体。

③跟朋友或亲属诉说你的感受。

④停下来闭上眼，用鼻子深深吸气，再用嘴巴呼气（重复几遍）。

（4）焦虑

①10 分钟什么都不做。

②做些伸展运动。

③一次只做一件事。

（5）注意力难以集中

①停下来休息。

②放松一下心情，看看娱乐节目。

③不要在同一个位置坐太久。

（6）食欲或体重增加

①每天至少吃 5 次水果和蔬菜。

②不吃“快餐”、方便食品和油炸食品。

③多喝水。

④吃低热量食物。

⑤尽可能每天散步 20～30 分钟。

（7）便秘

①多吃水果和高纤维食物。

②放轻松、多运动。

③喝蜂蜜、酸奶等增加肠道蠕动的饮品。

（8）坐立不安

①尝试捏皮球或其他“缓压器”。

②嚼无糖口香糖、糖果、胡萝卜，或剔牙。

③做些自己喜欢的琐事，如做点美食、打扫卫生、布置一下房间。

9 家人和朋友的支持

在戒烟过程中，家人和朋友的支持与鼓励非常重要。

当你告诉他们要下决心戒烟时，得到他们对你的大加赞赏和鼓励，你戒烟成功的信心会极大地增加，你也更愿意去坚持戒烟。

你还可以在你的个人主页、微博、微信等网络上发布消息，与大家分享你的经验与困难。在与朋友的互动交流过程中，你会更有动力和信心！

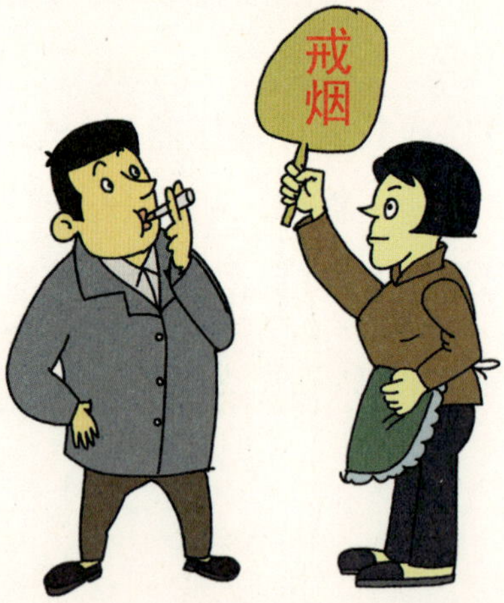

10 戒烟重在坚持

如果你已经成功坚持4周不吸烟，恭喜你已经进入戒烟维持期。千万别放松警惕，再碰一支烟的行为经常会导致复吸。拒绝第一支烟比拒绝第二支容易。

下面是一些防止复吸的小窍门，可供借鉴：

①将所有可能复吸的环境列出来，提前想好应对方法。

②养成让手闲不住的习惯，如弹吉他、养鱼、打球或绘画。

③在家里和办公室张贴“禁止吸烟”标识提醒自己。

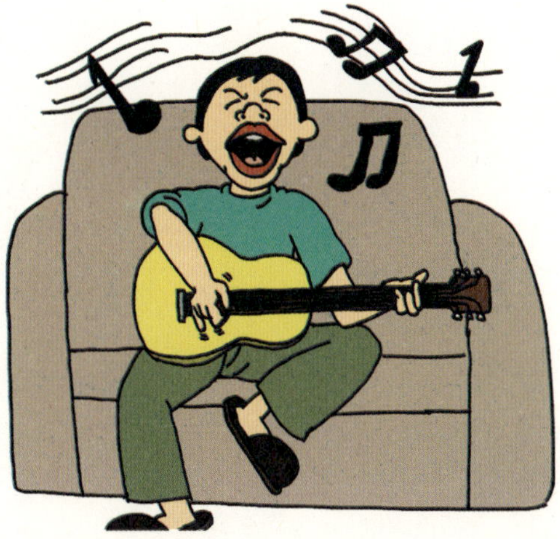

④尽量去禁止吸烟的场所。

⑤将戒烟的好处告诉吸烟的朋友，鼓励他们一起戒烟。

⑥定期对自己能维持戒烟状态给予奖赏。

⑦增加体育锻炼，能使身体释放改善情绪的内啡肽。

偶尔复吸怎么办?

偶尔复吸别紧张，应分析复吸的原因，想好对策，避免因同样诱因导致复吸；戒烟不是个容易的过程，需要有坚定的毅力、适当的技巧和专业人员的指导。你要牢记，没有烟毒危害的生活会更加健康美好!

11 写给支持你的人

即使吸烟者在戒烟过程中得到了最好的帮助，90%的戒烟尝试都是以重新吸烟而告终的。

很多人不了解这个事实，即使了解这个事实，也都不情愿对此多谈，因为任何人都不愿意让吸烟者以及帮助他们戒烟的人所抱有的希望破灭。

但事实是多数吸烟者都是经过多次尝试以后才永远把烟戒掉的。

你帮助对方戒烟，相当于送给对方一件了不起的礼物。在你支持家人或朋友面对戒烟的挑战时，请记住如下四点：

（1）戒烟是很难的

即使吸烟者得到了最好的帮助，戒烟后重新吸烟的情况也常常发生。

（2）戒烟后重新吸烟是很普遍的

戒烟后重新吸烟，是一个让吸烟者学习的过程。这并不是意志软弱或缺乏能力的表现。

（3）吸烟者应该不断地尝试戒烟

一般的吸烟者通常需要尝试很多次才能永远地把烟

戒掉。注意不要责备和抱怨，始终要寻找机会劝说对方："再试一试，你会成功的。"

（4）尝试的次数越多，效果就越好

如果一位吸烟者愿意反复尝试戒烟，把烟戒掉只是一个时间问题。他/她迟早会成功的！

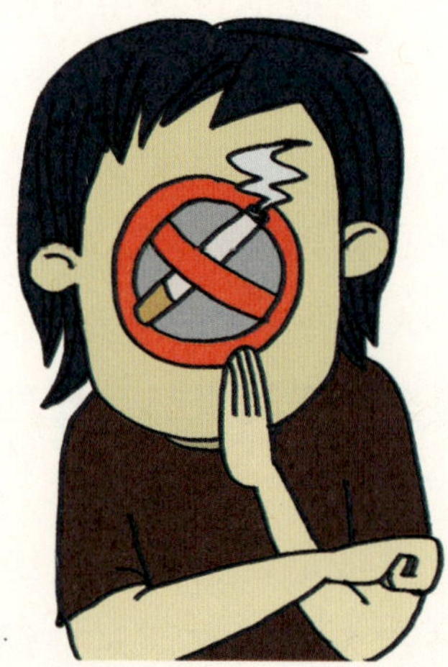

第五章

简短戒烟干预

1 简短戒烟干预简介

简短戒烟干预是指在日常的诊疗服务过程中，尤其是在平常的寻医问诊过程中，在患者与医生接触的短短的3~5分钟之内，吸烟者从医生或护士等健康专业人士那里获得的戒烟建议和帮助。

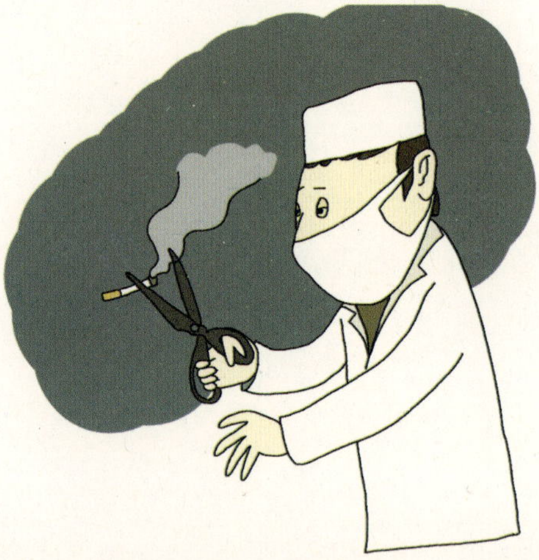

简短戒烟干预是在整合现有相对成熟的戒烟行为理论的基础上得到的一套标准流程。

简短戒烟干预的服务对象是任何一个未成功戒烟的吸烟者，即使是尚未准备戒烟者，也应该接受简短戒烟干预，以便帮助他们在未来确定戒烟的可能性。

简短戒烟干预的提供者应该是任何在医院、初级卫生保健机构或社区卫生服务中心工作的医生、护士，以及其他的卫生专业人士。

在每一次简短戒烟干预实施过程中，干预提供者应该尽可能为每一位吸烟者提供明确的、有针对性的戒烟建议，评估他们的戒烟意愿，为他们提供行为支持，并寻找可能的强化干预资源。

2 简短戒烟干预之前

2005 年，烟草造成了全球 540 多万人死亡，这一数字超过结核病、艾滋病和疟疾死亡人数的总和。如此现状不加以改变，烟草使用将在 21 世纪夺去 10 亿人的生命。

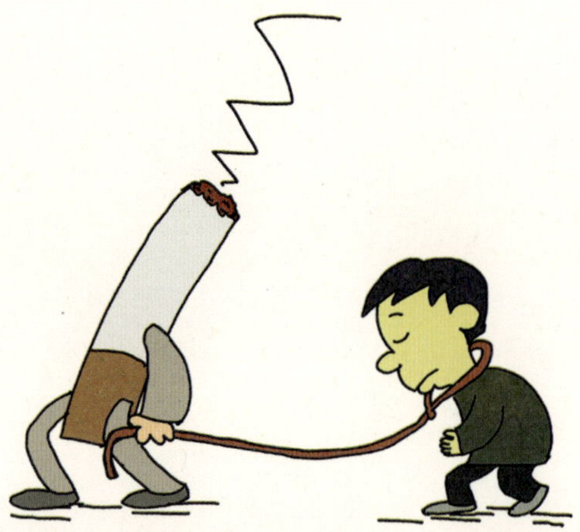

我国目前平均每 2 名男性中就有 1 名吸烟者，而人群成功戒烟者却不足 7%。我国每年有近 100 万人死于烟草相关疾病，10 万人死于被动吸烟。2020 年，因吸烟死亡人数可能上升到 200 万。因此每一位戒烟干预者应该充分相信自己所提供服务的意义。

在开展简短戒烟干预之前，应该事先记住以下几点，以便更好地达到干预目的。

①吸烟者通常很难一次戒除烟瘾，作为干预提供者，遇到吸烟者在尝试戒烟之后又重新复吸时，不要气馁，更不要责怪吸烟者的意志力不坚强。

②吸烟者可能对其他物质也会成瘾，作为戒烟干预者，不要试图去解决戒烟之外的其他事情，通常只需要将这些吸烟者介绍到具备专业资格的机构或个人。

③实施干预时，干预提供者应注意自己的言行举止，同时应了解并尊重吸烟者的文化背景和风俗习惯，注意周边环境对吸烟者可能造成的生理或心理影响。

④干预提供者应该充分利用自己所能获得的戒烟资源，与其他志同道合者通力合作，共同为吸烟者提供戒烟服务。

3 戒烟意愿改变模型

戒烟是一项非常强的行为改变，行为改变模型认为吸烟者在采取戒烟行动之后，通常都会经历以下 5 个不同的阶段：尚未准备戒烟期、戒烟思考期、戒烟准备期、戒断实施期、戒断维持期，同时有部分吸烟者在戒烟维持一段时间后会重新再吸，也即进入复吸期，从而再次经历思考、准备、行动并维持的戒烟周期。

①尚未准备戒烟期：在未来的 6 个月内尚未打算戒烟。

②戒烟思考期：打算在未来的 6 个月内戒烟。

③戒烟准备期：计划在未来 30 天内确定具体戒烟日期。

④戒烟实施期：已经戒烟，但时间少于 6 个月。

⑤戒断维持期：保持无烟状态达 6 个月以上。

⑥复吸期：保持无烟状态一段时间后再次吸烟。

4 5A 戒烟干预模型

完整的简短戒烟干预要点可以用 5 个词来概括：询问（Ask）、建议（Advise）、评估（Access）、帮助（Assist）和随访（Arrange）。

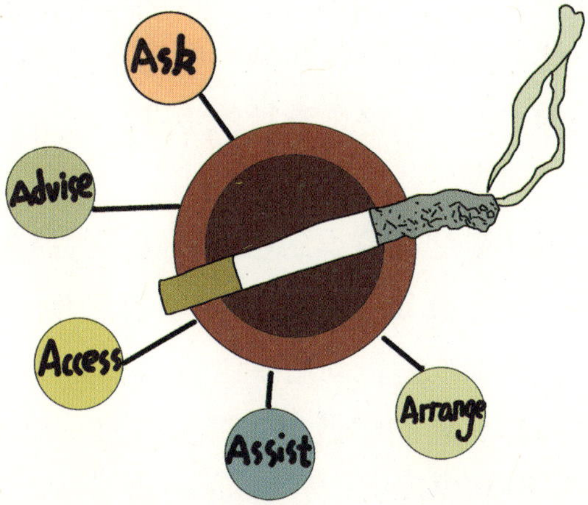

医生为吸烟者提供简短戒烟干预，也即采用 5A 戒烟干预模型来提供干预。

步骤一：询问

询问对方的烟草使用情况是进行简短戒烟干预的第一步，主要了解吸烟者的烟草使用情况，包括吸烟年限，烟草量；既往戒烟情况，包括戒烟次数，最长戒烟维持时间，采用的戒烟方法，以及复吸的原因等。

如果对方不吸烟，或者既往尝试过戒烟（每天一支不抽）的吸烟者，不管其尝试戒烟的时间维持了多久，都应该对他这种戒烟尝试行为给予鼓励。

除了解吸烟者的吸烟情况之外，还应该了解吸烟者目前的健康状况，是否有被医生告知患有吸烟相关疾病。同时可以询问吸烟者身边的人是否患有吸烟相关疾病，以帮助找到吸烟者戒烟的理由。

为了更好地获得吸烟者相关信息，干预提供者可能需要使用一些标准化的程序，如将干预环境进行一些布置，陈列一些烟草相关知识的健康宣传手册或海报，桌面摆放一些禁止吸烟标志，或者陈列一些其他看得见的戒烟相关信息，以帮助吸烟者更能接受简短戒烟干预，并让他们感觉到询问他们的烟草使用情况是此次交流过程中一个常规的，而且是必须进行的步骤。

步骤二：建议

首先应该让吸烟者意识到由其吸烟行为所导致的与其健康密切相关的事实，然后真正了解吸烟给自己和他人可能造成的健康危害，并告知在采取戒烟行动后会给自己和他人带来的真正受益，在权衡吸烟的利弊之后能够做出正确的选择，针对尚未准备戒烟者，尤其如此。

吸烟者自己和其身边的人已经出现的健康相关疾病，或者担心吸烟可能造成的未来健康损害，通常成为吸烟者最直接的戒烟动机。戒烟建议通常需要建立在这些健康损害的事实上，最终来影响吸烟者的戒烟决心和行动。

针对身体状况良好，以及尚未出现吸烟相关疾病的吸烟者，应该告知暂时的健康并不能保证以后也不受吸烟危害的影响，因为吸烟导致的健康损害通常会有 10～20 年的滞后期。为了从以后健康考虑，同样应该建议这些吸烟者戒烟！

对已经出现健康损害的吸烟者，戒烟建议应该更加明确，如：为了改善吸烟者以后的生活质量，建议尽快戒烟！

对吸烟健康损害相对知晓的吸烟者，可以进一步深入了解吸烟者对吸烟危害的掌握程度，如：吸烟者比非吸烟者通常早逝10年；吸烟者患中风的风险比非吸烟者高约4倍；冠心病风险增加10～15倍，肺癌风险增加16～25倍等。

戒烟的收益是显而易见的，应当向吸烟者强调：戒烟没有一个最佳时机，不管吸烟者何时开始戒烟，他（她）和他（她）身边的每个人，包括家人、朋友和同事，都可以从他们的戒烟行为中受益。

步骤三：评估

评估吸烟者的戒烟意愿和烟草依赖程度是为吸烟者提供戒烟帮助的不可或缺的步骤之一。愿意做出戒烟尝试的吸烟者当中，当被问及“是否愿意在未来一个月中确定一个戒烟日？”时，通常会表示同意。

由于烟草依赖是一种慢性成瘾性疾病，“烟草依赖三链式”模型认为导致烟草依赖的因素包括生物学因素、心理学因素和社会文化因素，而且这三种因素相互关联，相互影响。

尼古丁是卷烟和其他烟草制品中的成瘾性药物。它所引起的依赖性，类似于阿片类毒品（如海洛因、吗啡）、苯丙胺兴奋剂（如冰毒），以及可卡因。尼古丁引起的这种生理性依赖通常还会导致吸烟行为的依赖，如吸烟者常会有不自觉的掏烟和点烟动作。这些不断被强化的行为最终可导致精神依赖，也即产生心理上依赖。

吸烟通常会被视作一种心理应对方式，如吸烟者在感到有压力、无聊、孤独，或者生气时，他们经常会通过吸烟来缓解自己的情绪。同时吸烟也被认为是群体识别的一部分，成为日常文化和社会交往的一部分。因此在与不同社会文化背景的吸烟者进行接触时，要注意了解并尊重他们的宗教信仰和文化准则。

除此之外，在一些容易触发吸烟的场景，吸烟者相信自己能够很好地控制吸烟需求的信念，也是以后成功戒烟的必要因素。

步骤四：帮助

对愿意戒烟者，戒烟干预提供者主要帮助他们确定戒烟日期，并为他们提供戒烟材料、寻找戒烟支持、探索戒烟障碍、寻求戒烟药物、求助戒烟门诊，并根据以上内容制订一份简单的戒烟计划。

如果吸烟者明确表示目前不愿意戒烟，干预提供者需要做的主要是提供自助材料，并根据前面提到的 5R 干预模型对吸烟者进行动机干预。

吸烟者成功戒烟通常需要一定的“戒烟环境支持”，因为任何与吸烟相关的场景和物质都可能让吸烟者在戒烟后重新燃起对吸烟的记忆。营造这种戒烟环境，需要家人、朋友和同事的共同努力，同时需要吸烟者切实的戒烟行动，如扔掉随身携带的烟、打火机，以及家庭和工作场所中的烟灰缸等烟具。

戒烟过程遇到的吸烟渴求、缺乏信心、同伴压力等，以及各种可能的戒断症状，如紧张、易怒、焦虑、抑郁、失眠、体重增加等，都可能是戒烟过程中的障碍和困难，并最终可能导致戒烟失败。

应对此类障碍，首先，需要有正确的认识，如戒断症状在最强烈的时候通常会维持 3～5 分钟，此后会逐渐减弱；体重增加是身体机能逐渐改善的表现，因为戒烟之后食欲增加，味觉改善。其次，对抑郁等负性心理情绪，可以先寻求来自家人、朋友、同事等社会支持的帮助，或求助于专业的戒烟机构以及临床医师。在出现持续时间较长，且短期无法克制的严重戒断症状时，可以采用戒烟药物辅助治疗。另外，也可通过转移注意力、深呼吸，以及采取其他的替代方法来缓解。

戒烟资源通常包括戒烟热线、戒烟门诊、戒烟材料，以及戒烟网站等资源。

步骤五：随访

随访的主要目的是了解吸烟者在开始戒烟一段时间之后的烟草使用情况，以及对出现的戒断症状予以指导和帮助，以防复吸。

戒断症状在停止吸烟几小时之内就会出现，并在戒烟后的前几周，尤其是第 1 周最为严重；而强烈的吸烟渴求欲望可能会在随后的几个月甚至几年之内再现。通常推荐最佳的随访计划应安排在开始戒烟后 1 周，1 个月和 3 个月，并按照吸烟者的选择确定一个具体的随访时间。

针对已经开始尝试戒烟者，不论维持无烟状态的时间有多长，都应该给予鼓励，同时鼓励其长期坚持。因为通常认为连续戒烟 2 年以上者才称为成功戒烟者，再次复吸的可能性才会真正降低。针对尝试戒烟后复吸者，或尚未尝试戒烟（坚持无烟状态 1 天）者，同样应该对他们给予鼓励，告知他们一般吸烟者都会有多次戒烟的经历，只要他们想戒烟，作为戒烟干预提供者，随时愿意为他们服务。

随访可以采用电话或当面访试，建议随访时间不应超过 2 ~ 3 分钟，并应该使用提醒工具以确保随访按计划进行。进行随访时，语言应简洁明了、紧扣主题。对吸烟者遇到的戒断症状以及各种障碍，给予相应的建议，并推荐到戒烟门诊等专业的戒烟机构，寻求进一步的戒烟帮助。

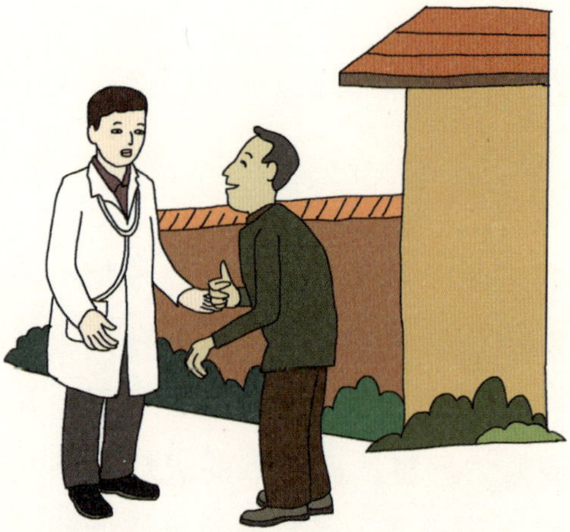

5 2A＋R 干预模型

在时间不够充裕，且尚不具备完成所有步骤的能力时，必须完成的三步是：询问（Ask）、建议（Advise）、转诊（Refer），也即采用 2A＋R 干预模型进行干预。

2A＋R 干预模型是在 5A 干预模型上的一种简化。5A 干预模型适用于在初级卫生保健机构、社区卫生服务中心的医生，或者戒烟门诊专家；2A＋R 干预模型则适用于在大型医院未经过特殊培训的一般临床医生，在其不具备一定的时间或特殊的技能时，可采取的戒烟干预步骤。

2A＋R 干预模型的前两步（询问＋建议）与 5A 干预模型相同，然后对准备戒烟者和尚未准备戒烟者分别给予不同的推荐方向，以寻求更加专业以及个性化的戒烟指导。

第六章

关于烟草的谬误

1 关于“烟草危害”的谬误

误区 1. 吸烟没那么大危害，死不了人，有些人吸了一辈子烟也没事，不吸烟的人还不是一样得肺癌

解析：普通人往往只了解身边的吸烟者的患病情况，不了解全球、全国吸烟致病的数据。据调查，全球约有10 亿人吸烟，每年死于烟草相关疾病的有 540 万人。我国有烟民 3 亿以上，受二手烟危害的达 5.4 亿人，每年因吸烟导致相关疾病的死亡人数高达 100 万，超过了因艾滋病、结核病、交通事故以及自杀死亡人数的总和。据有关专家估算，如果中国的吸烟形势得不到有效控制，到2025 年，每年因吸烟导致相关疾病的死亡人数将达到 200万。与此同时，大部分吸烟者的寿命会缩短 10 年以上。

近 50 年来已有大量的科学研究证实，吸烟是肺癌、冠心病、慢性呼吸系统疾病、脑卒中等多种疾病的危险因素。烟草造成的疾病和死亡不是即时发生的，这些事件的出现常常是在吸烟后的 10 年到 20 年甚至更长时间，所以吸烟的危害常常被人们大大的低估了。的确，吸烟的人不是 100% 会得慢性阻塞性肺部疾病（慢阻肺）或肺癌，但是慢阻肺、肺癌患者中有 80% ~90% 的人是吸烟

者。癌症的病因复杂，是遗传、环境、行为等多方面因素作用的结果。遗传因素无法改变，但我们可以改变不良的生活行为方式。要减少患病的危险，就不要吸烟。此外，越来越多的研究均已证实，二手烟也会引发肺癌等疾病，如丈夫吸烟的女性患肺癌的风险明显增高。所以即使本人不吸烟，吸入二手烟同样会致病、致死。

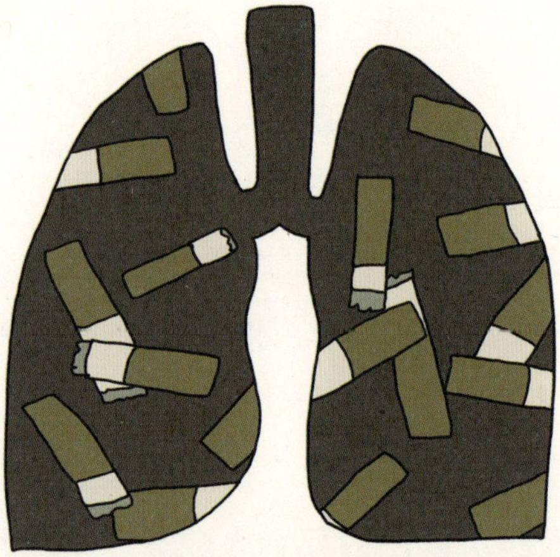

误区 2. 吸烟量小，没什么瘾，不会有什么危害

解析：首先，吸烟者成瘾性的大小存在个体差异，吸烟量小不一定烟瘾小，不少人每天的吸烟量不大，但烟瘾却很大；由于尼古丁是高度成瘾性物质，95% 以上的吸烟者会成瘾。

其次，除尼古丁外，每支卷烟燃烧都会释放出 7000 多种化学物质，绝大部分对人体有害。尽管吸烟量小，但如果是长期、规律吸烟的话，同样会对身体造成危害。一项对英国男医生进行的为期 50 年的前瞻性随访队列研究发现，吸烟者与不吸烟者相比，平均早死亡约 10 年，60 岁、50 岁、40 岁或 30 岁时戒烟分别可赢得约 3 年、6 年、9 年或 10 年的预期寿命。

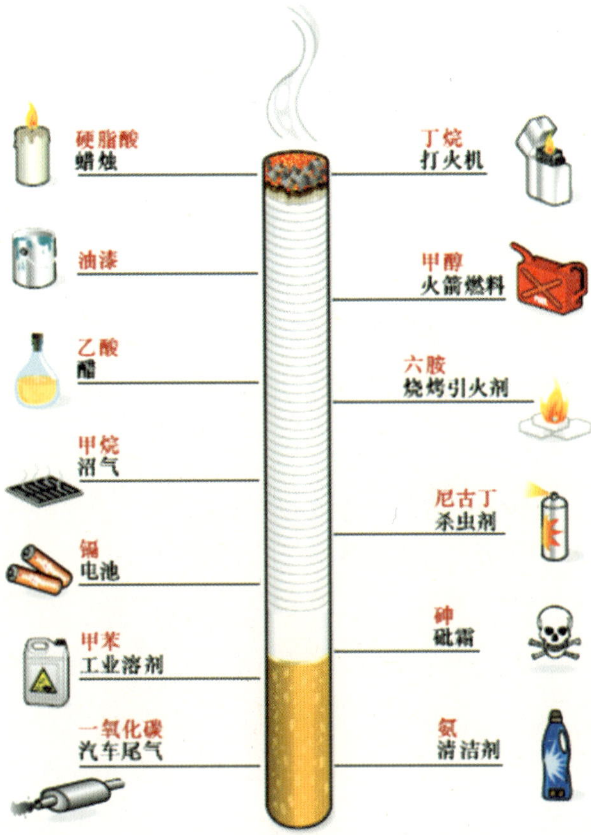

误区 3．只吸不咽，烟雾只要不吸入肺部，对身体就无害

解析：人体呼吸是机体与外界环境之间气体交换的过程。人的呼吸过程包括三个互相联系的环节：外呼吸，包括肺通气和肺换气；气体在血液中的运输；内呼吸，指组织细胞与血液间的气体交换。吸烟的全过程包括以上三个互相联系的环节，不能人为控制。吸烟时口腔、气管、肺都需保持负压的吸气状态，不可能把烟雾完全留在口腔而不进入肺部。

即便如题所说，多数烟草烟雾只进入口腔，烟草中的多种有害物质也会对口腔造成损害，轻则引起口腔溃疡、牙齿变黄锈蚀，重则引起口腔白斑（癌前病变）、牙周炎甚至唇癌、口腔癌。口腔黏膜也会吸收烟草中的有害物质，通过血液等输送到全身，造成危害。

“只吸不咽”的吸烟方式也会促使吸烟习惯的形成。吸烟成瘾的行为是逐步形成的，不仅有对尼古丁的物质依赖，还有行为和心理依赖。一旦烟瘾形成，由于人体的补偿机制，吸入与否根本不由个人意愿控制，吸烟者会在不知不觉中增加实际吸入的剂量。

再者，“只吸不咽”同样会造成二手烟，烟草烟雾可以通过鼻腔进入自己的肺部，也会对家人和周围的人造成伤害。

误区 4. 吸烟可以增强体质，延长寿命。“不抽不喝 63，不抽只喝 73，只抽不喝 83，又抽又喝 93”

解析：这种说法是吸烟者为吸烟行为辩护的一种偏见，列举的只是特殊的个案，不是人群调查的结果，不是普遍规律。

当身边有人死于慢阻肺、肺癌时，很多人并不去了解患这些疾病的病因——吸烟。调查显示，这些疾病的患者中 80% ~90% 都吸烟。另外，人群调查的结果显示，吸烟的人相对不吸烟的人平均至少折寿 10 年。由于个体的差异，有的人吸烟一辈子，还能长寿，有的人不吸烟却短命。正因为上述两方面的原因，吸烟者看不到吸烟导致的疾病和死亡，看到的只是吸烟并且长寿的个案，形成了这种口口相传的偏见。但科学的结论是，吸烟的人如果不吸烟一定会更长寿。不要拿个别现象作为客观规律，为吸烟找借口。为了健康，请尽早戒烟。

误区 5. 吸烟可以预防 SARS，吸烟的人不得 SARS

解析：根据卫生部门的权威调查，SARS 流行期间吸烟的人和不吸烟的人都有患 SARS 的。根据 SARS 患者临床表现，吸烟的人一旦得了SARS，往往病情更重，因为在感染SARS病毒前，长期吸烟已经使他们的肺功能下降。一旦感染SARS病毒，对肺功能的影响比非吸烟者的更为严重，所以说吸烟能预防SARS的话是完全站不住脚的。

误区6. 不吸烟人的肺像鲜肉，吸烟人的肺像腊肉，腊肉不易腐烂，所以长期吸烟人的肺可以预防疾病

解析：大量研究表明，吸烟产生的烟雾中含有许多有毒有害物质，其中有69种是致癌物质。吸烟者吸入的烟雾可以抑制支气管黏膜纤毛活动，减弱这些纤毛防止尘土、微生物或分泌物入侵的功能，同时减弱肺泡巨噬细胞的作用，降低肺部抵抗力。烟雾中的焦油颗粒还会黏着在肺泡的表面，减弱肺泡功能。烟雾中的一氧化碳会减弱血氧交换作用，对心肺功能造成严重的损害。吸烟与肺癌之间存在明确的因果关系，早已被大量的研究所证实。虽然半个世纪以来，烟草企业开发了大量新型产品，如低焦油卷烟和淡味卷烟，但美国癌症协会研究数据表明，吸烟者得肺癌的风险并未下降。

有人误以为“腊肉”不易腐烂、好保存，但须知腊肉是失去功

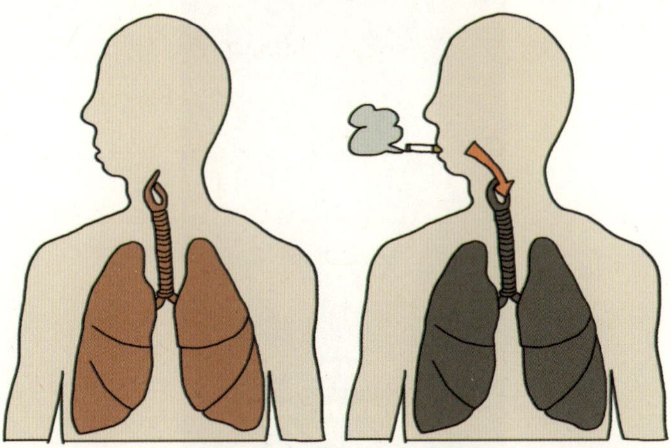

能的组织，人的肺若功能丧失，如何维持生命基本的生命体征之一——呼吸？因此，长期吸烟人的肺可预防疾病完全是无稽之谈。

误区 7. 饭后一支烟，赛过活神仙

解析：饭后吸烟，尼古丁迅速被吸收到血液，使人处于兴奋状态，脑袋飘飘然，也即出现“神仙”一样的感觉。实际上，饭后吸烟，比平常的毒害更大。因为饭后吸烟会使人体的蛋白质和重碳酸盐的基础分泌受到抑制，妨碍食物消化，影响营养吸收。同时还给胃及十二指肠造成直接损害，使胃肠功能紊乱，胆汁分泌增加，容易引起腹部疼痛等症状。而且身体在对食物积极消化、吸收的同时，对烟草烟雾的吸收能力也增强，吸进的有害物质也会增加。所以，可以这样说：饭后吸烟，祸害无边。

误区 8. 吸烟可以来精神，增强性功能

解析：恰恰相反，大量的科学研究证实，烟草中的有毒物质会损伤睾丸，降低性激素分泌，阻碍阴茎的血液循环，引起男性阳痿。尼古丁可以导致阴茎动脉血管发生痉挛，从而影响阴茎勃起。

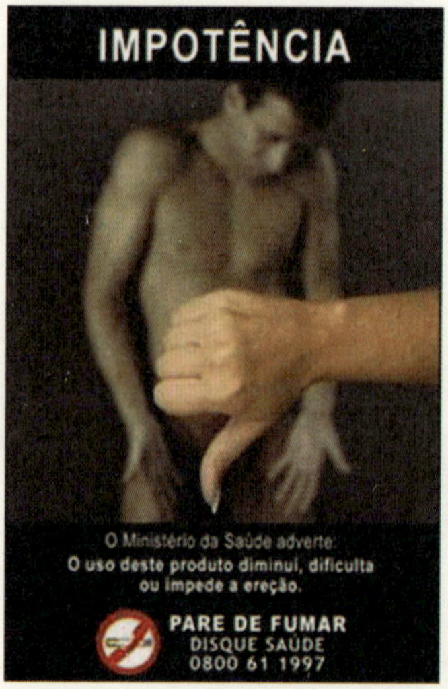

吸烟对勃起功能的慢性副作用会导致勃起组织发生器质性的血管生理退行性改变。由于吸烟对脊髓的神经中枢起抑制作用，会使吸烟男人性欲变弱。在阳痿患者中，吸烟人数比例显著高于同年龄段不吸烟者；烟吸得越多，发生阳痿的比例越高。因此，吸烟可以增强性功能完全是无稽之谈。

烟草中的尼古丁等有害物质还会减少精子的数量，影响精子的质量。它会杀伤精子，对精子的外形、活动力和穿透卵子的能力均有影响，造成男性不育症或胎儿畸形。尼古丁浓度越高，影响越大。如想要一个聪明、健康的孩子，应当尽早戒烟。

误区 9．吸烟可以预防蛀牙，治疗口腔溃疡

解析：这是完全错误的说法。吸烟时烟雾从口腔吸入，烟雾中的有毒有害物质会刺激口腔黏膜，引发溃疡。如果吸烟者的口腔有破损，烟雾中的多种有害物质会附着在破损的口腔黏膜处，干扰、破坏黏膜的自我修复，引起反复的溃疡。此外，正常唾液里面有抗氧化剂，这是机体用来抵抗癌症的有益物质。但是吸烟会破坏抗氧化剂，并且把唾液变成一种有害的化合物，会反过来破坏口腔黏膜和牙齿。据调查，吸烟者的牙周炎、口腔白斑、唇癌、口腔癌的发病率远高于不吸烟者。

长期吸烟会使牙齿表面产生过量的黄色斑，使牙齿变黄并被锈蚀，不但难看，还易引起龋齿（蛀牙）。

误区 10．吸烟可以抵抗饥饿，有减肥的作用

解析：烟草中的尼古丁具有抑制食欲的作用，同时烟草烟雾对舌头上的味蕾有一定破坏作用，所以吸烟的人食欲较差，可能吃的要少一些。而利用吸烟减肥和保持体重是一种很危险的做法。烟草具有高度成瘾性，一旦上瘾，很难戒掉。冒着因吸烟导致多种严重

疾病的风险来“吸烟减肥”，是得不偿失的。看看周围的人，吸烟者中也不都是身材苗条的。想要减轻体重，还是要通过运动和调整膳食习惯来达到目的。

误区 11. 边上厕所边吸烟，可以促进肠道蠕动，减缓便秘

解析：许多人认为厕所里有臭气，吸烟可以冲淡一些。事实上，厕所里氨的浓度要比其他地方高，氧的含量则相对较低，而烟草在低氧状态下燃烧会产生更多的二氧化硫和一氧化碳，连同厕所里的有毒气体一起被大量吸入肺中，对人体危害极大。患有冠心病或慢性支气管炎的人在上厕所时吸烟，可导致心绞痛、心肌梗死或气管炎、哮喘的急性发作。

目前尚无吸烟可以促进肠道蠕动，减缓便秘的科学报道。但来自多国大量的证据证明，吸烟可以造成消化系统的多种疾病，特别是食管癌、胃癌、结肠癌及消化性溃疡的高发，而患有消化性溃疡的患者，吸烟会使症状加重，影响疗效。

误区 12. 便宜点的烟才 5 元一盒，吸烟比吃零食还便宜，又不用担心长胖

解析：正是因为中国的普通卷烟价格过低，中国烟民才会有这么多。但吸烟者必须明白：为吸烟付出的成本绝不是每包 5 元的烟钱，而是自己的健康、生命、事业和家庭幸福。众所周知，吸烟可导致肺癌、冠心病、脑卒中等多种严重疾病，治疗这些疾病的医疗成本远远不止是 5 元钱的问题。而对于一个国家来说，烟草致病造成的经济负担就更大了。据 2006 年北京大学中国经济中心发布的《中国吸烟成本估算》显示，在 2005 年，我国吸烟导致的疾病的直接成本估算为 1665.60 亿元，间接成本是 861.11 亿元至 1205.01 亿元。相信看到这些，你一定不会再认为吸烟是一个便宜的爱好了。

误区 13. 年轻人吸烟不必担心患肺癌，得癌症是老了以后的事儿

解析：吸烟可以导致至少 10 多种不同的癌症，肺癌仅仅是其中的一种，而且每种癌症都可能发生在任何年龄。流行病学研究表明，吸烟者肺癌的发生率比不吸烟者高 10 倍以上。但吸烟致癌的后果往往要多年以后才会表现出来。因此，年轻时吸烟没有患癌症，并不代表年老以后也不会患。况且，肺癌在没有出现明显的临床症状前往往不易发现，一旦检出肺癌，绝大多数患者已属中晚期，生存概率不高。所以应防患于未然，尽早戒烟才是明智的选择。

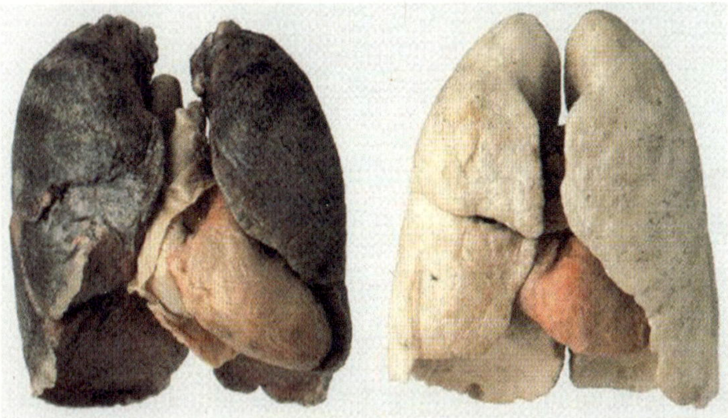

误区 14. 能吸烟表明身体还很健康，如果身体不行了，就不吸了

解析：很多老人认为“能吸烟代表身体还行”，但实际上疾病在不知不觉中已经形成。一些老年慢性支气管炎患者，等到实在吸不动烟时再停止吸烟，但为时已晚，因为肺功能损伤是不可逆转的。肺癌患者在早期往往没有任何症状，发现时已到中晚期。

吸烟危害具有长期性、滞后性、累积性等特征，且吸烟导致多

种相关疾病的发生发展均存在剂量—反应关系，即吸烟时间越长，吸烟量越大，危险性越高。慢性病的发生发展一般经历三个时期：最初还只是单纯的不健康生活方式与心理阶段，尽管此时尚未患病，但如果不对危险因素加以控制，机体会逐渐出现生物学指标的异常，进而发展成临床疾病阶段，此时机体已经出现了器质性改变，病情多不可逆。没有症状并不代表身体的各个器官系统完全健康。

因吸烟引发的疾病和死亡通常要10年、20年甚至更长时间后才以临床疾病的形式显现，致使烟草的危害常被严重低估和忽略。以美国为例：美国烟草消费量增长最快的阶段是1915年至1950年，1945年后美国肺癌发生率开始急剧上升，1980年比1940年肺癌发病率上升了11倍。因此，维护健康需要树立预防为主的理念，防患于未然。

误区15. 吸烟可以解酒，烟酒不分家，很有气氛

解析：许多人都喜欢在喝酒时吸烟，认为朋友相聚，有酒有烟，才有气氛。但你可能有所不知，烟酒一起食用比单独喝酒或吸烟的毒害更大。酒精会促进焦油等有毒有害物质在体内的吸收。口腔癌患者有70%与吸烟和喝酒双管齐下有关。最为严重的是，烟酒齐下会增加肝脏的负担，降低肝脏的解毒功能，导致有毒有害物质在体内的蓄积。

误区16. 喝酒伤肝，吸烟伤肺，为什么只禁烟不禁酒

解析："喝酒伤肝"，准确地说是酒喝多了伤肝，也损害健康；但也有专家指出适量饮酒对健康有益。肝脏是体内以代谢功能为主的器官，对各种药物、毒物及体内某些代谢产物具有"解毒功能"。饮酒过量即酒精超过了肝脏的代谢能力和解毒能力，就会对肝细胞

产生直接或间接的损害。饮酒也不是不禁止的，如俄罗斯立法严禁酗酒，许多国家也都制定了法律严禁酒后开车和向未成年人售酒。

吸烟的危害比酒更为严重，科学已证明，无论吸烟多少均对人体健康造成危害。鉴于烟草烟雾危害的严重性，2003 年世界卫生组织第 56 届大会上，192 个成员国一致通过了世界卫生组织《烟草控制框架公约》，要求缔约国采取一切必要措施，减少烟草使用，防止接触烟草烟雾。因此社会上有禁烟、限酒之说。

误区 17. 既然吸烟有害，怎么还有医生吸烟

解析：烟草在全世界已流行了四五百年，但对烟草危害的科学认识只有五六十年。我国控制吸烟工作起步较晚，即使在卫生界，以往在医学教育、卫生宣传等方面对烟草危害和控制吸烟的重视也不够，许多医务人员在这方面知之不多或未引起重视，以致我国的医生特别是男性医生的吸烟率仍然较高。

但近 20 年来，卫生部门在倡导控制吸烟的同时，也大力加强了医务人员的控烟教育，提出了创建无烟医疗卫生机构、医务人员做控烟表率的要求，医务人员吸烟率已有所下降。如 2002 年全国男性居民平均吸烟率为 66. 8%，男性医生吸烟率为 56. 8%，比居民略低；据 2008—2010 年对北京、上海、广州三大城市 60 家医院的一项调查显示，医生吸烟率已降为 10. 7%，其中男性医生吸烟率为 19. 6%。

2009 年 5 月，卫生部、国家中医药管理局、总后勤部卫生部、武警部队后勤部联合发布了《关于 2011 年起全国医疗卫生系统全面禁烟的决定》，目前各地卫生部门正在认真贯彻落实，相信今后医生吸烟率会下降得更快些。

2 关于“烟草成瘾”的谬误

误区 18. 吸烟已成习惯，不吸烟，浑身都不自在

解析：很多人说吸烟是一种习惯，其实不是不明白吸烟的坏处，而是因为戒烟有困难，并认为这种困难是因为形成了习惯才难以改变。其实吸烟并不是一种习惯，而是一种慢性的依赖性疾病，如同毒瘾和酒瘾一样。吸烟成瘾，本质上是尼古丁依赖。尼古丁依赖，又称烟草依赖，具有药物成瘾的全部特征。世界卫生组织专家委员会将药物成瘾正式定义为：“由于反复使用某种药物所引起的一种周期性或慢性中毒状态”。它具有以下特征：①有一种不可抗拒的力量强制性地驱使人们使用该药物，并不择手段去获得它；②有加大剂量的趋势；③对该药的效应产生精神依赖并一般都产生躯体依赖；④对个人和社会都产生危害。躯体依赖，又称生理依赖，即反复使用依赖性药物，一旦停止用药，将发生一系列具有特征性的、令人难以忍受的戒断症状。精神依赖，又称心理依赖，俗称“心瘾”，表现为对药物的强烈渴求。

人们吸烟，不是养成了习惯，而是患了成瘾性疾病。

误区 19. 吸烟可以舒缓情绪，缓解压力，解除疲劳

解析：吸烟舒缓情绪，缓解压力、解除疲劳，主要有生理和心理两方面的作用。一方面，烟草中的尼古丁很快就可以到达大脑，使吸烟者有一种轻松愉快的感觉。另一方面，重复的行为也能够减轻焦虑，如同吃零食、购物一样。这样的效果，会刺激使用者继续使用烟草，我们称之为正性的强化作用。可是，由于尼古丁是成瘾性物质，在逐渐的重复使用中，机体对尼古丁产生了耐受性，即必须吸入更多的尼古丁以达到和以前同样的舒适感，形成烟瘾。最初的压力和不适也许来自生活和情绪，吸烟后似乎缓解了；但形成烟瘾之后，不适和焦虑感则来自尼古丁水平的下降，不吸烟会更加难受。这个时候，烟草的作用，变成了负性强化，不得不用了。

误区 20. 吸烟可以提神、提高记忆力，有助于加速大脑的思考，找到灵感

解析：烟草中主要的物质之一是尼古丁，它是作用于脑内特异性受体的一种成瘾性物质。吸入烟草烟雾中的尼古丁只需 7.5 秒就

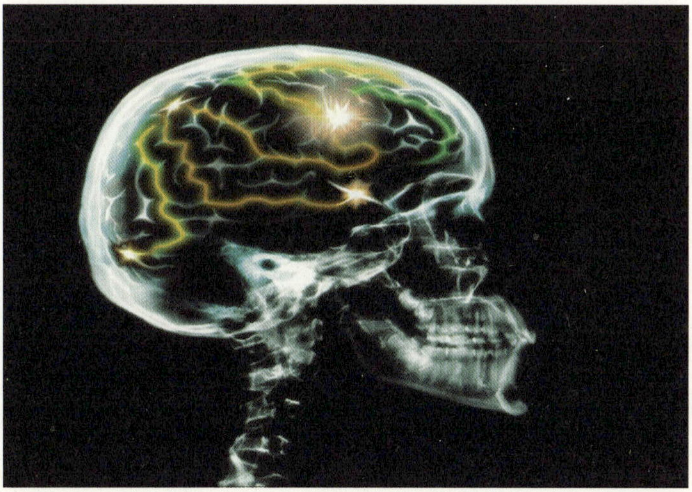

可以到达大脑，使吸烟者有一种轻松愉悦的感觉；同时引起呼吸兴奋、血压升高，增加心血管负担。但是，尼古丁使中枢神经系统先兴奋后抑制，美好的感觉，转瞬即逝。同时，尼古丁在血浆中的半衰期很短，当尼古丁低于吸烟者机体所需的水平时，吸烟者就会感到烦躁、不适、恶心、头痛并渴望通过吸烟补充尼古丁。长期使用烟草之后，由于尼古丁对中枢神经的作用，为了达到相同的兴奋效果，必须使用更大的剂量，所以吸烟者的吸烟量在不断地增加。反复使用烟草，并不是为了追求美好的感觉，只是为了减少尼古丁浓度下降的不适。开始，我们是烟草的主人；后来，我们就成了烟草的“奴隶”。

误区 21. 戒烟很容易，想戒就戒

解析：由于绝大多数吸烟者都会对尼古丁这种成瘾性物质产生依赖，因此即使得到全方位的戒烟支持，戒烟也绝不是一件容易的事。

当吸烟者认识到吸烟可导致疾病和过早死亡的风险后，都会倾向于戒烟。但吸烟是一种成瘾性、高复发性疾病，吸烟者在无帮助的情况下尝试戒烟，复吸率可高达 90% ~95%，有时戒几次甚至十几次都不能成功。因此，一旦做出戒烟的决定，就应当寻求戒烟医生的指导和帮助。据调查，医生指导和合理使用戒烟药物，可使戒烟成功率提高 2 倍以上，如再加上个人戒烟的毅力，成功率会更高。

误区 22. 烟龄长、吸烟量大的人不宜戒烟，戒烟后会身体不适，咳嗽、痰多、萎靡、失眠、烦躁

解析：戒烟后容易出现戒断综合征，大部分人会误以为“容易生病”，实际是尼古丁突然戒断后出现的反应。

尼古丁与其他成瘾物质如海洛因、可卡因等一样，在大脑中枢尼古丁与尼古丁胆碱样受体结合，导致多巴胺释放的增加，进而给吸烟者带来平静和愉悦感，满足其心理需要。尼古丁与受体竞争性结合使得受体激活延长，受体脱敏及上调；当尼古丁水平下降时，引起受体高应激状态，导致觅药行为。吸烟者戒烟后，血液中尼古丁浓度降低，加上心理和行为习惯的原因，尝试戒烟者可能会诉说由于停止吸烟，他们出现的种种不适，如渴望吸烟、烦躁不安、抑郁、紧张、易怒、萎靡不振、注意力不集中、睡眠障碍等症状，医学上称之为戒断症状。戒断症状的本质是尼古丁依赖和心理依赖。戒断症状在戒烟后几小时内即会出现。

但是戒断症状是暂时的，是人体机能逐渐恢复到不吸烟状态的自身调整的过程，在戒烟后的第 1 周最为严重，多数在 3 ~4 周后逐渐减弱至消失。

在现实生活中，确实会遇到长期吸烟者戒烟后很快检出肺癌的例子。但患肺癌的真正原因并非由戒烟所致，而是因为吸烟多年，烟草中的有害物质长年累月对身体造成损害的累加结果。大量人群流行病学研究显示，吸烟者戒烟后，患各种疾病的危险性都在下降，

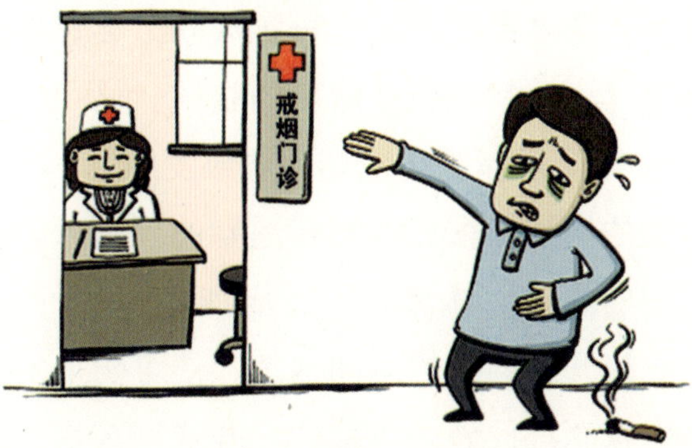

其中癌症的风险下降最慢，要到10年以后才能表现出来。

大量科学研究表明，戒烟20小时后，心梗危险性降低；2天后，味觉、嗅觉敏感性增加；2个月后，自我感觉呼吸变顺畅、体力恢复、身上和口腔异味消失、牙齿变洁净；1年后，由心脏病所致死亡风险降低50%；15年后，罹患吸烟相关疾病风险降至与不吸烟者相同。据世界卫生组织报告，戒烟可以增寿，60岁戒烟，预期寿命增加3年以上；50岁戒烟，预期寿命增加6年以上；40岁戒烟，预期寿命增加9年以上；30岁戒烟，预期寿命增加10年以上。

误区23. 如果戒烟失败，重新吸烟，吸烟量或烟瘾会更大，对身体会更不好，还不如不戒烟

解析：不管是否戒烟，随着吸烟时间的延长，烟瘾都有增高的趋势，对烟草的需求量也都会逐渐增加。

烟草依赖是一种慢性高复发性疾病，只有少数吸烟者第一次戒烟就能成功，大多数吸烟者均有戒烟后复吸的经历，需要多次尝试才能最终戒烟。如果采取正确的戒烟方法，包括医护人员的咨询指导和使用戒烟药物，可使戒烟成功率提高2～3倍。即使尝试戒烟没有成功，也证明你已经有能力停止吸烟一段时间了，表明你可以不依赖烟草生活，这本身就已经是一种成功。要总结失败的经验教训，重新鼓励自己，尽快进行一次新的尝试。

误区24. 吸烟可以减肥，戒烟会导致发胖

解析：体重的增加是很多戒烟者遇到的问题。因戒烟而发胖的人，在一段时间内的平均体重也不过增加2～5千克。通过合理调整饮食结构，积极开展科学的运动锻炼，便可防止发胖或尽快使体重恢复到原来的状态。此外，目前的一些戒烟药物也具有缓解戒烟

后体重增加的作用。

“吸烟减肥”是一种危险的选择。对于追求美的吸烟者尤其是女性来说，要认识到吸烟对皮肤的损害，会增加皮肤皱纹，加速衰老，破坏个人形象，何况还要冒着患各种因吸烟导致的疾病（癌症、冠心病、脑卒中、慢阻肺等）的风险。切不可顾此失彼、因小失大。

误区 25. 年轻人戒烟对以后有好处，老年人抽了一辈子，戒了对身体帮助不大，戒不戒无所谓

解析：科学研究证明，不论是老年人还是年轻人，也不论吸烟时间有多长，只要能成功戒烟，就会对身体有益，身体的机能就会改善。专家估计，一个吸烟者在未曾患上慢性病之前就戒烟的话，1 年后他因吸烟致病的概率将降低 66%。据世界卫生组织报告，戒烟可以增寿。

任何年龄戒烟都不算迟！对老年吸烟者，戒烟可以减少缺血性心脏病、癌症、呼吸系统疾病等诸多疾病的发生，会大大改善老年人的生活质量。

误区 26. 周围朋友、亲戚或同事都吸烟，戒了也白戒，还得和他们一起抽

解析：的确，有很多人吸第一支烟是在别人“劝诱”和“怂恿”下开始的。但现在社会大环境不一样了，吸烟危害健康已成为社会共识，许多城市已规定室内公共场所禁止吸烟。过去，吸烟是“时尚”、“品位”的象征，现在已被视为不文明行为，是陋习。因此，戒烟是大势所趋。为了自己和家人、同事的健康，应下决心戒烟；如果患有某种疾病，医生劝你戒烟，就更应当机立断，下决心把烟戒掉。

决定戒烟后，要大胆地向自己的配偶、亲友、同事等宣布自己戒烟的决定，争取他们的支持和配合。同时，要学会拒烟的技巧，如回避、主动拒绝、以攻为守地拒绝等。也可从医生那里寻求戒烟方法和药物的帮助。

3 关于“无烟环境”的谬误

误区 27. 二手烟有害完全是谬论，我自己吸进去了都没事，别人闻到一点还能要命了

解析：二手烟又叫“二手烟草烟雾”、“环境烟草烟雾”，也曾叫“被动吸烟”，是指从卷烟或其他烟草制品燃烧端散发的烟雾。二手烟通常与吸烟者喷出的烟雾混杂在一起。

吸烟者抽吸时产生的烟雾称主流烟雾，其中约 70% 左右吸入肺部，30% 吐在空气中；吸烟者停止抽吸时卷烟（或雪茄、烟斗等）自燃散发的烟雾称支流烟雾（又称侧流烟雾）。吸烟造成的支流烟雾和主流烟雾的有害物质成分基本相同，但数量上有一定差别，其原因主要是抽吸时温度较高，燃烧比较完全，而不抽吸时烟草自燃的温度较低，所以一氧化碳等有害气体和一些有害物质含量较高。如支流烟雾的一氧化碳含量是主流烟雾的 5 倍，焦油和烟碱是其 3 倍，苯并芘是其 4 倍，氨是其 46 倍，尼古丁是其 2 倍或更高。在通风不好的室内，吸烟者吸 2 支烟后，室内空气污染比室外要高出 20 倍。在密闭的室内，吸烟者同样也吸入支流烟雾。

1986 年，美国卫生官员首先提出“二手烟”危害健康。经过 20 多年的努力，上万项科学研究共同证实，二手烟包含很多能够迅速刺激和伤害呼吸道内膜的化合物，即便是短暂的接触，也会导致损伤上呼吸道、增加血液黏稠度、伤害血管内膜等严重后果。因此，二手烟的烟雾同样可引起肺癌等恶性肿瘤、慢阻肺、心血管病、脑血管病等严重疾病，尤其可危害孕妇、婴幼儿的健康。有研究表明，与吸烟者共同生活的女性，患肺癌的概率比常人高出 6 倍；20% ~30% 的肺癌患者是由二手烟引起的。婴幼儿尤其易受二手烟的侵害，可引起肺功能低下、支气管炎、肺炎和哮喘。特别要指出的是，二手烟发散、滞留在墙壁、沙发、地毯、家具的有害微粒（可吸入颗粒物），包含有重金属、致癌物、放射物质，吸烟者的衣服、皮肤、头发也都有残留。这些可吸入颗粒物可滞留数小时、数天甚至数月，不会随风而散，可危害儿童神经系统，造成其智力低下；损害呼吸系统，引发哮喘、感染等；还会增加日后罹患心血管病等慢病风险，严重者可致婴幼儿猝死。

二手烟草烟雾已被美国环保署和国际癌症研究署确定为人类 A 类致癌物质。美国国立职业安全和卫生研究院已做出结论：二手烟雾是职业致癌物。

因此，控制二手烟，保护人们免受二手烟危害，是当前控制吸烟的主要措施之一。经全国人民代表大会批准，已在我国生效的世界卫生组织《烟草控制框架公约》规定，各缔约国要在《烟草控制框架公约》生效 5 年内实现所有室内工作场所、室内公共场所、公共交通工具（包括出租车等）以及适当时在其他公共场所完全禁止吸烟，实现 100% 无烟环境。

二手烟导致的疾病

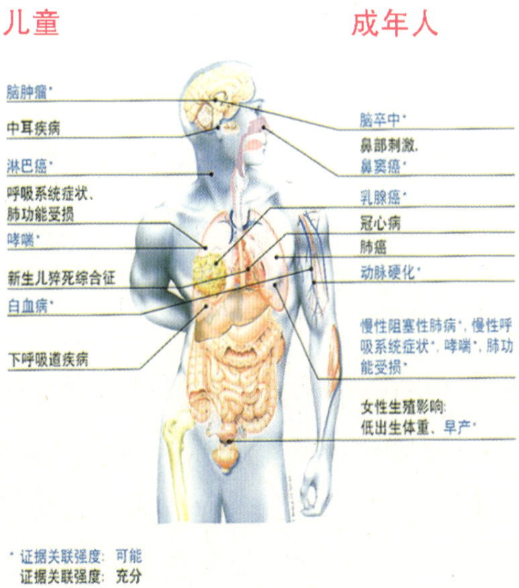

误区 28. 二手烟的危害比较大，与其吸别人的二手烟，还不如自己吸一手烟呢

解析：众所周知，吸烟是肺癌、慢性呼吸系统疾病、冠心病、脑卒中等多种疾病发生和死亡的重要危险因素之一。个人吸烟与吸二手烟的有害成分基本一致，均能致病。

二手烟危害大，并非说主动吸“一手烟”的危害就小了。因为吸烟者除了吸入 70% 以上烟雾外，同时也要吸入二手烟的烟雾，两者相加，危害就大得多了。而一旦吸烟成瘾，将使人更难摆脱烟草危害。因此，为了不吸二手烟而吸“一手烟”，完全是误解。

吸二手烟往往是被动的、无奈的，但随着控烟法律、法规的逐步出台和完善，人们是完全可以有效规避和防止二手烟的危害的。

所以，当你受到二手烟危害时，应当勇敢地使用法律武器保护自己，对吸烟者说“不”。

误区 29. 我在餐厅吸烟区吸烟，不会影响其他人的健康

解析：世界卫生组织《烟草控制框架公约》第 8 条实施准则、《2006 年美国卫生总监报告》、《2007 年中国控制吸烟报告》都明确指出：“二手烟不存在所谓的‘安全暴露’水平。如果有人在室内吸烟，即使使用通风、空气过滤等装置，或在室内设置任何形式的吸烟区（无论是否有专门的通风系统），都达不到全面无烟的要求。”

餐厅划分吸烟区和非吸烟区，只能简单地将处于同一空气环境中的吸烟者和非吸烟者分开，并不能减少非吸烟者的二手烟暴露。首先，吸烟区不全是吸烟者，也有很多非吸烟者就餐，你吸烟肯定会影响到他们。餐厅工作人员在为你服务的同时，也会暴露于二手烟中。其次，即使在吸烟区和非吸烟区之间设置物理屏障，吸烟区的二手烟也会通过通风、空调系统散发到非吸烟区。研究显示：使用自然通风或安装通风设备只能除去大的烟尘颗粒，不能清除微小颗粒，更不能彻底清除二手烟中的各种有毒气体。一旦烟草烟雾形成，很难清除，被动吸烟者不可避免地会受到毒害。

因此，餐饮业室内完全禁烟才是保护就餐者、餐厅工作人员健康的唯一途径，而且这一做法已经在很多国家被证明是有效、可行的。

误区 30. 我在楼梯间、厕所吸烟，不会影响办公室里的人的健康

解析：楼梯间和厕所都是室内公共场所，办公室里的非吸烟者也会路过和使用。另外，这些地方的烟草烟雾也会通过通风、空调

系统进入办公室，造成办公室二手烟暴露。因此，为了他人健康，请不要在楼梯间、厕所以及室内的任何场所吸烟。

误区 31. 我是一个人的办公室，吸烟不影响别人

解析：尽管有的办公室多数时间只有一个人办公，但是即使在这样的办公室里吸烟，也会影响和伤害别人。首先，虽然办公室一个人使用，但采暖、通风和空调系统会将烟草烟雾送到其他的办公室。其次，其他人来你的办公室办事，也会暴露于烟草烟雾中。最近，国外科学家提出了“三手烟”的概念，指发散、滞留在墙壁、家具、衣服甚至头发和皮肤上的烟草烟雾。三手烟之所以不利于健康，是因为它包含重金属、致癌物，甚至辐射物质，可在办公室滞留数小时、数天甚至数月，会持续对进入办公室里的人的健康产生危害。

因此世界卫生组织认为，杜绝室内环境中的吸烟行为是唯一科学的、能够充分保护人群免遭二手烟危害的措施。

误区 32. 只要通风好，在室内吸烟，对别人没什么影响的

解析：世界卫生组织明确指出：采取有效措施防止接触烟草烟雾，需要在特定空间或环境完全消除吸烟和烟草烟雾，以建立 100% 的无烟环境。接触烟草烟雾没有安全程度可言，应当抛弃二手烟草烟雾毒性有一个临界值的概念，因为此类概念与科学证据相抵触。100% 无烟环境之外的任何方针，包括通风、空气过滤和指定吸烟区（无论是否有专门的通风系统），都是无效的。

因此，消除室内吸烟是确保彻底防止接触烟草烟雾的唯一有科学依据的解决办法。

误区 33. 无烟环境主要靠大家自觉，不需要立法

解析：世界卫生组织《烟草控制框架公约》第 8 条实施准则明

确指出：必须立法以防止公众接触烟草烟雾。自愿的无烟政策一再表明是无效的，不能提供适当保护。法律要想行之有效，应当简单，明了，便于执行。

自愿政策不具备法律约束力，缺乏执行机制，没有处罚手段，因此这种自律型的政策通常都没有很好的执行性，达不到预期效果。

与自愿政策相比，法律的保护就更加平等和全面。立法能使所有非吸烟者有权维护其健康权、生命权和健康环境权，是确保公众避免二手烟危害的唯一有效手段。法律对于全面无烟环境的创建，具有以下作用：

①具有法律约束力；

②能够建立执行机制；

③对违法行为采取处罚措施；

④能够平衡企业竞争环境。

为了保护不吸烟者的健康权利不受损害，为了子孙后代的健康发展，构建无烟环境还是需要法律约束。同样，法律、法规的颁布，也是公民意愿的表达。

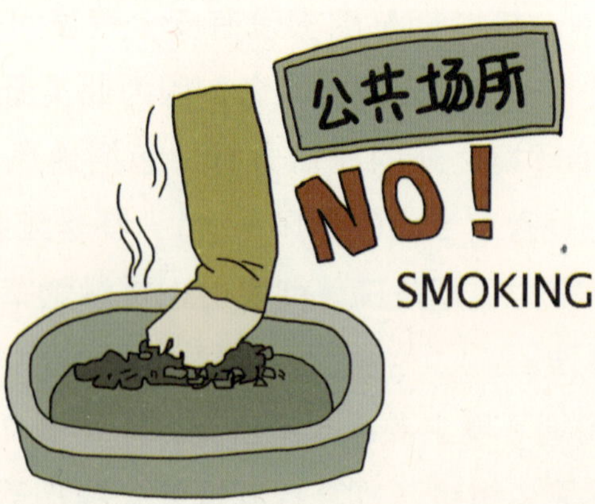

误区 34. 吸烟的危害要是真的那么大的话，那么国家干脆像禁毒一样禁烟算了

解析：国家法律规定，吸毒、贩毒是违法犯罪，它不仅危害吸毒者的身心健康，还会导致其行为失控，诱发暴力犯罪活动，扰乱社会治安，影响社会和谐安定，必须严加禁止。

科学证明吸烟有害健康，但烟草制品的危害性与毒品有差异，故将吸烟视为一种合法但对自己和他人都有害的行为。为了提高公民的健康和生活、生命质量，国家大力倡导劝阻、教育、促进吸烟者放弃吸烟，不吸烟的人不要尝试吸烟。国家基于保护公民的健康权利，逐步采取法律手段，禁止在室内公共场所、室内工作场所、公共交通工具上吸烟。在禁止吸烟的场所吸烟，就是违法行为。

误区 35. 如果餐饮娱乐业禁烟了，会影响生意的

解析：餐饮娱乐业全面禁烟能为消费者、场所工作人员提供一个健康的环境。爱尔兰、纽约的餐厅和酒吧全面禁烟后，不仅得到了公众的广泛支持，而且没有对生意带来任何负面影响；纽约市所有的餐厅和酒吧都遵守了禁烟令，上座率和营业额都有所提高。调查显示，北京有 68.4% 的居民（包括吸烟者和非吸烟者）都赞同在餐厅禁止吸烟，说明绝大多数人希望就餐场所是无烟环境。北京市爱国卫生运动委员会命名的无烟餐馆，其营业额均没有受到影响。

另外，餐饮娱乐业不论规模大小，都应该适用相同的禁烟标准，即室内完全禁烟。这样才能保证所有的经营者都处于公平的竞争环境，吸烟者不会根据不同的禁烟规定来选择消费场所。

误区 36. 吸烟是我的权利，公共场所禁烟是违反人权

解析：防止烟草烟雾的义务是以基本人权和自由为依据的。每

个公民都有选择吸烟或是不吸烟的权利。但我国宪法赋予公民健康权，政府优先考虑的是公民的健康权。科学已证实，吸烟有害健康，并可导致多种疾病。烟草烟雾不仅对吸烟者本人有害，也会使他人受到二手烟危害，殃及他人健康。世界卫生组织《烟草控制框架公约》第8条明确要求缔约方“应在国家法律规定的现有国家管辖范围内采取和实行，并在其他司法管辖权限内积极促进采取和实行有效的立法、实施、行政或其他措施，以防止在室内工作场所、公共交通工具、室内公共场所，适当时包括其他公共场所接触烟草烟雾。”

室内禁烟能有效保护不吸烟者避免接触烟草烟雾，使其免受二手烟危害。因此，任何吸烟者个人的权利都不应建立在损害他人权利的基础之上，都应在法律法规准许的范围内行使。

误区37. 禁止吸烟是对吸烟者的严重歧视

解析：世界卫生组织《烟草控制框架公约》第8条实施准则明确指出：“保护个人避免烟草烟雾的义务与政府颁布法律以保护个人的基本权利和自由不受威胁的义务相适应。这一义务适用于所有人，而不仅仅是特定人口。”“禁止吸烟”是指禁止吸烟者在室内公共场所、室内工作场所及公共交通工具上吸烟。因为吸烟有害健康并可导致多种疾病甚至死亡，上述场所禁止吸烟不仅是对吸烟者本人健康的关心和爱护，也是防止他人接触烟草烟雾，保护不吸烟者的健康权利，绝对不存在歧视。如果硬要将此说成“歧视”，那么禁止人们吸食大麻难道是对吸食大麻者的歧视吗？传染病流行期间隔离传染病患者难道是对患者的歧视吗？这些规劝或禁止都是对其本人、家庭和社会负责，绝不存在歧视之说。

误区38. 有的地方有了公共场所禁烟的法规也没人管，立了也

白立

解析：确实存在这种情况。主要原因是各地控烟执法体制及法规本身存在缺陷，导致立法后难以执行。

为克服这些缺陷，首先，建议各地在立法前先要在公众中就二手烟危害开展广泛深入的宣传和讨论，在形成了对无烟环境广泛支持的社会氛围后，将起草的法规草案提交公众征求意见。其次，有效的禁烟法规内容应当简明、清晰、可执行，提供全面保护。最后，在立法时，必须考虑到执法主体、执法队伍、执法经费等配套措施。这样，才能在法规生效后做到有法必依、执法必严、违法必究，使得法规得到很好的遵守，维护法律法规的严肃性。

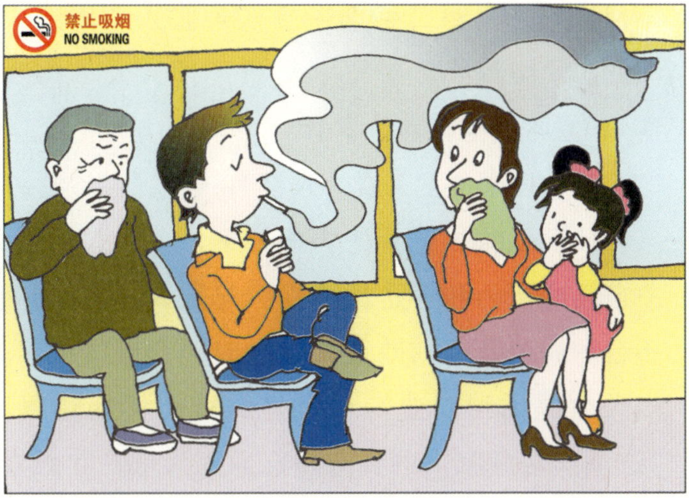

4 关于“烟草文化”的谬误

误区 39. 敬烟是人际交往的一种方式，一种礼节，可拉近人的距离，便于沟通

解析：互相敬烟，是我国社交场合的一种陋习。许多人“敬烟”的本意包含的是尊敬与善意。但科学已证明烟草有害健康，吸烟实际是一种“自残”、“自伤”的不良嗜好，同时二手烟还会伤害家人和周围人的健康。因此，“敬烟”就等于“善意”地请人“自残”、“自伤”，岂不完全背离了本意?

从心理学角度来看，人都有一种“趋众心理”，即在某种社会现象很普遍的大气候下，多数人会随大流，避免自己的行为和言语出格，引起别人注意，有的甚至把不合理的现象（如敬烟）也当成“合理”的了。我们应当大力提倡和创造一个良好的社会控烟氛围，尽快让“送烟＝送危害”的健康理念深入人心，让大众从递烟、送烟的潜规则中解脱出来。

误区 40. 吸烟是成本最小的交际手段

解析：把吸烟当作“成本最小的交际手段”就错了，因为这个“成本”不是“最小”，而是“很大”。科学研

究已证实，吸烟可导致多种严重疾病，而这些危害是一个缓慢的过程，如吸烟早期只是感觉咽干、痰多，逐步发展成慢性支气管炎、哮喘、慢性阻塞性肺病、肺心病，这可能需要二三十年的时间；其他如肺癌等肿瘤、心脑血管病等也是如此。研究表明，如果一个人在 20 岁左右吸烟，其寿命会比不吸烟者减少 10 年以上。

可以冷静地思考一下，如果为了“交际”，把自己的健康和性命都搭了上去，就太不值了。

误区 41. 将烟作为礼品是中国多年的传统，是打开关系的“敲门砖”

解析：把卷烟当作“礼品”送来送去的确曾是一种习俗，但却是一种陋习，必须破除。

首先，吸烟和送烟、敬烟并非中国传统文化。烟草是明朝万历年间才传入中国的，是舶来品。翻看中国历史，秦皇、汉武、唐宗、宋祖、成吉思汗，这些伟大的政治家都不吸烟；孔子、老子、诸葛亮、李白、杜甫、苏东坡，这些伟大的思想家、文学家也不吸烟。现在烟草商们宣传“烟文化”，把烟草说成是“传统文化”，是

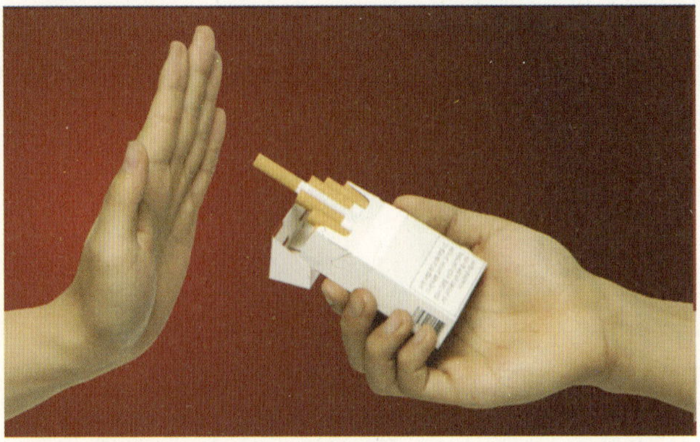

误导大众，目的只是为了扩大烟草销售。

其次，烟草危害健康已经成全球各国共识，按照《烟草控制框架公约》要求，以后烟盒包装上都要印上“吸烟有害健康”的警示图片或警语，如患肺癌的烂肺、烂牙等。送烟就等于“送危害”、“送死亡”。

误区 42. 中国很多的烟盒设计精美漂亮，可以做礼品，烟抽完了烟盒还能收藏

解析：卷烟包装是烟草广告的重要形式，在市场销售环节扮演着核心角色。随着对烟草广告限制的增多，作为一种重要的广告形式，卷烟包装的市场营销价值日益增加。近年来，中国的烟草企业大搞“烟文化”、“文化烟”，把中国人民心目中的神圣名称“中华”、“中南海”作为卷烟品牌，还把“黄山”、“黄鹤楼”、“红旗渠”等名山大川和“芙蓉”、“熊猫”等印在漂亮的烟盒上，其目的都是为了让人联想到文化、时尚、浪漫，诱导更多的人特别是青少年尝试吸烟。美丽包装不仅掩盖了烟草的危害，还为把烟草制品作为礼品提供了条件。

针对烟盒包装的重要作用，世界卫生组织《烟草控制框架公约》第 11 条及其实施准则要求缔约国要在本国的烟盒上印制大而清晰的健康警示，最好是图形警示。目前世界上很多国家和地区都做到了这一点。中国出口到国外的卷烟也都已经遵守了出口地的规定，在烟草包装上印制了规定的健康警示图片，烟盒不再美丽。研究发现，如果一个人每天吸 20 支烟，一年要拿出烟盒高达 7200 次，每看一次烟盒包装就是接受一次健康教育。烟盒上印制图形方式的健康警示能够让吸烟者认识到吸烟的危害，考虑戒烟；能够让看到这种烟盒的青少年认识吸烟的后果，不尝试吸烟。

误区 43. 中国的很多卷烟包装都是以名山大川命名的，如果印上一些疾病的图片会影响中国的形象

解析：世界卫生组织《烟草控制框架公约》第 11 条规定：烟草制品包装上，必须说明烟草使用有害的健康警语，健康警语应该大而明确、醒目和清晰，宜占据主要可见部分的 50% 或以上；警语应有多个版本，并轮换使用。我国出口到澳大利亚、泰国的卷烟包装上都印刷了一些疾病的图片，这是这些国家按照《烟草控制框架公约》要求烟草企业必须做的。但遗憾的是，中国烟草企业在国内生产、销售的卷烟却远未执行。

烟草公司经常强调，吸烟是成年人的合法选择，但他们绝口不提的是烟草能够杀死它一半的消费者，烟草是高度成瘾的物质，一旦吸烟成瘾，就很难戒除。90% 以上的吸烟者都是在青少年时期学会吸烟的，在他们开始尝试吸烟的时候，并不知道烟草的危害，等他们了解了吸烟的危害的时候，已经很难摆脱吸烟的成瘾性了。

烟盒印上健康警示语和图片的目的，是告诉吸烟者真相，保护全民健康。“影响中国形象”的说法，是完全站不住脚的。如果烟草生产商觉得这有损中国形象，应该修改的是烟草的品牌名称和商

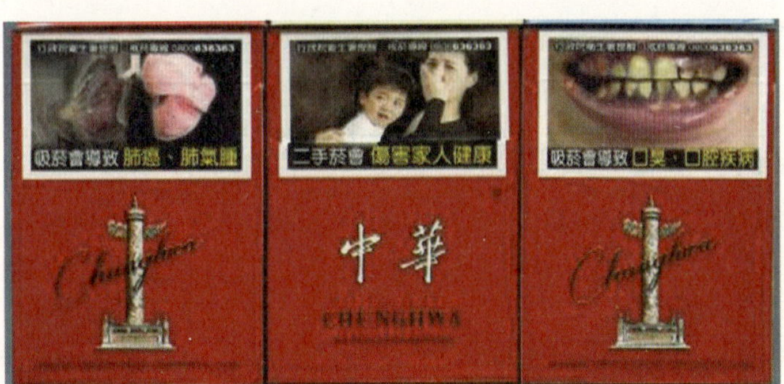
吸菸會導致肺癌、肺氣腫
二手菸會傷害家人健康
吸菸會導致口臭、口腔疾病
中華

标，国家也应该明令禁止烟草企业使用名山大川甚至是中华、中南海这些有着特殊含义的名字作为卷烟的商标。

误区 44. 吸烟是未成年人成熟的表现，扮酷的必需品

解析：这是烟草业的一种营销策略，是对青少年的误导。

烟草危害是当今世界最严重的公共问题之一，是人类健康面临的最大、然而又是可以预防的危险因素。烟草使用者中的一半都会死于烟草相关疾病，同时许多烟民也在戒烟。烟草商为了保持和扩大烟草销路，需要不断发展新的烟民来替代戒烟成功或死亡的烟民，而青少年就成为他们的目标人群。烟草商通过赞助青少年公益活动等方式，利用青少年渴望成熟的心理，宣传“吸烟是成年人的选择”，误导青少年错将吸烟作为“成熟的标志”，诱使青少年吸烟。

误区 45. 女人吸烟会显得年轻时尚、高雅、性感、独立、自由

解析：这只是烟草业的一种营销策略。

根据 2002 年一项调查显示，我国 15 岁以上男性和女性吸烟率分别是 66.0% 和 3.1%。男性吸烟率已经趋于饱和，女性便成为烟草商们逐利的目标人群。在针对女性的营销中，烟草商把“时尚、高雅、性感、独立、自由”等女性追求的美好形象与卷烟品牌相联系，诱使女性吸烟。

吸烟几乎损害人体的全部重要器官，包括呼吸系统、循环系统、神经系统、泌尿系统、生殖系统、消化系统等等。这些损害，男女是相同的。然而由于女性特殊的身体结构和孕育下一代的生理特性，吸烟还会给女性带来特殊伤害：吸烟可使女性容颜早衰、月经紊乱、痛经、雌激素低下、绝经期提前、骨质疏松、尿失禁；女性 90% 的肺癌、75% 的慢性阻塞性肺病和部分冠心病，都与吸烟有

关；女性吸烟的同时使用口服避孕药，可使心脏病、中风和其他心血管病风险提高10倍。

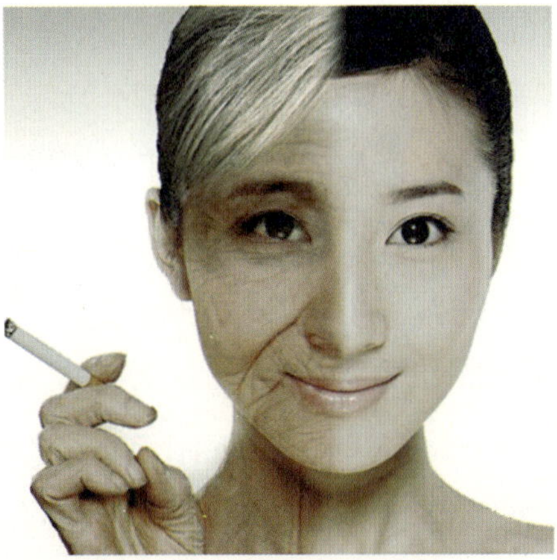

孕妇吸烟对胎儿健康有严重损害，易引起自发性流产、早产、死产或宫外孕；会严重影响胎儿发育的各个阶段，引起胎儿发育迟缓、先天畸形（如唇裂、腭裂、无脑儿、先天性心脏病、肢体残缺），影响子女智力及发育。

还要特别指出的是，女性一旦吸烟成瘾，戒烟比男性还难。

因此，劝告酷爱时尚、美丽、性感、独立的女性，尤其是年轻女性，千万不要相信烟草商的欺骗宣传，为了自己、家人和下一代的健康与幸福，远离烟草。

误区46. 吸烟可以证明女性与男性拥有同等的社会地位

解析：女性的社会地位不是靠吸烟来提高的，这只是烟草公司针对女性营销时提出的宣传口号。在烟草企业寻找商机的许多目标中，女性是最主要的目标。这是因为吸烟的女性远远少于男性。全世界的烟民有10亿余人，使用烟草的女性只占1/5。烟草企业认为烟草在女性中的扩展空间更大。在烟草营销中，烟草企业故意把烟草使用和女性的美丽、赋予妇女权力和健康联系起来；而事实上，烟草成瘾是将女性变成了烟草的“奴隶”，不仅会破坏女性的外貌，而且严重危害女性的健康。

误区47．男人要吸烟，就如同女人要化妆，是男人的象征。吸烟很有男人味，没有哪个女人会喜欢既不吸烟又不喝酒的男人

解析：女人化妆是为了使自己看上去更美丽，男人吸烟却恰恰相反。2006年中国疾病预防控制中心在我国7城市的调查结果显示，无论吸烟者还是非吸烟者，90%以上都支持在公共交通工具、学校和医院禁止吸烟；超过80%支持在会议室和工作场所禁止吸烟；接近50%的吸烟者也支持在餐厅和酒吧禁烟。这些都充分说明人们已认可吸烟是种不文明的行为。

另外，医学研究表明，吸烟可严重影响男性的生殖功能，引起男性阳痿，甚至还会降低精子数量，导致精子异常。据统计，吸烟男士阳痿和不育机会比不吸烟者高出6倍。世界上最大的烟草企业之一的英美烟草公司的前任主管已经宣布自己再也不吸烟了。我国现在的最高领导人都不吸烟。上述事实说明，不吸烟才能成为真正的男子汉。

误区48．吸烟斗可以使人看起来具有斯大林般的领袖气质，抽雪茄可以使人看起来有贵族气质，吸高档卷烟可以显示身份地位

解析：不论吸的烟有多高档，或以何种方式吸烟，烟草对身体造成的危害都是同样的。吸高档烟和低档烟的区别，仅仅在于花费高价致病还是花费低价致病而已。

人类对烟草危害的认识是渐进的。当人们还不了解烟草对人类健康的危害时，吸烟的确曾是身份、地位的象征。但自从20世纪50年代科学家们发现烟草的危害以来，吸烟是一种不文明的行为

已被越来越多的人认可和接受。发达国家的上层人士吸烟率已从70%以上，降到15%以下。我国现在的最高领导人都不吸烟。因此，用吸烟来显示身份的时代已经一去不复返了。

误区49. 工作圆满完成后，吸支烟是对自己的奖励；工作不顺时，吸支烟还是一种安慰

解析：从本质上讲，吸烟者的这种体会，是尼古丁依赖（即烟草依赖）症状。有这种“奖赏”、“安慰”感受的人，多是“享乐型”的吸烟者，一般还没有戒烟的打算。要通过各种途径，使其了解烟草的危害，认识到“享受”的后果是既害己，又害人，从而转变观念，下决心戒烟。

误区50. 周围的人都吸烟，不吸烟会在团体中被孤立

解析：众所周知，吸烟导致多种疾病甚至死亡，二手烟同样有害。控烟运动已得到社会上越来越多人的认可和支持。2006年中国疾病预防控制中心在7个城市的调查结果显示，无论吸烟者还是非吸烟者，90%以上都支持在公共交通工具、学校和医院禁止吸烟；超过80%支持在会议室和工作场所禁止吸烟；接近50%的吸烟都也支持在餐厅和酒吧禁烟。这说明，控制吸烟已成为社会共识。近年来，北京、上海、广州、杭州等许多城市都颁布了控烟法规，禁止在室内工作场所、室内公共场所和公共交通工具吸烟。无烟医院、无烟学校、无烟机关、无烟企业愈来愈多。相信随着控烟知识的普及，控烟法规、制度的完善，支持控烟的人也会越来越多，只有吸烟者才会越来越感到孤立。

作为文明公民，自己不吸烟，劝导朋友戒烟，建立良好、健康的生活方式，才是真正团结、友谊的体现。

误区 51．如今这个社会，男人不吸烟怎么生存得下去？男人吸烟是“人在江湖、身不由己”

解析：这还是一种随大流的从众心理在作怪。从历史上看，在 20 世纪 50 年代前，吸烟被视为“时尚”，有“风度”，男人吸烟率高达 75%，富人吸烟率高于穷人。但自 20 世纪 50 年代科学家发现并证实烟草危害人类健康以来，许多发达国家的男人特别是富人已逐步放弃了吸烟。在发达国家，由于烟草危害深入人心，高文化、高收入人群吸烟率已愈来愈低，只有低文化、低收入者还迷恋吸烟。如英国 20 世纪 50 年代男性吸烟率曾达到 70%，而现在高收入男性吸烟率已降到 12%，而较低收入男性的吸烟率为 40%。也就是说，如今要把观念改变过来，男人不吸烟是高雅、有文化、有教养的表现。

要特别指出的是，烟草中的尼古丁等有害物质会损伤睾丸，杀伤精子，降低性激素分泌，引起男性阳痿、不育或胎儿畸形。为了健康生活，也为了美好的婚姻、家庭和下一代，男人们更应主动戒烟、尽早戒烟。

误区 52．我也不想吸烟，但领导吸烟，我不得不吸

解析：一个单位，如果领导吸烟，的确会影响下属。但世界各国都在控烟，在室内公共场所、工作场所不吸烟，已逐步成为领导者的共识。20 世纪 80 年代，邓小平同志曾在人民大会堂主席台上吸烟，但当有人大代表递条子建议他不要在大会上吸烟时，他立即熄灭了烟，并从此再也不在大会上吸烟。这是一个很好的例证，说明只要是开明的领导，都会及时纠正自己的不当行为。

解决受领导吸烟影响的办法：一是国家和地方要加大控烟宣传力度，要求领导带头戒烟、控烟；领导应从爱护自身和尊重他人健

康权益出发，自觉戒烟和控烟，为本单位营造一个良好的工作环境。二是被领导者本人要珍爱生命，自觉维护自己的健康权益，不“随大流”，勇于戒烟，远离烟草；同时也可利用吸烟有害健康的资料、影片、图片、禁烟标志等在本单位营造控烟氛围，影响领导和同事。总之，在当今全社会积极控烟的形势下，只要勇于维护自己的健康权益，即使领导吸烟，自己也可以坚持做到不吸烟。

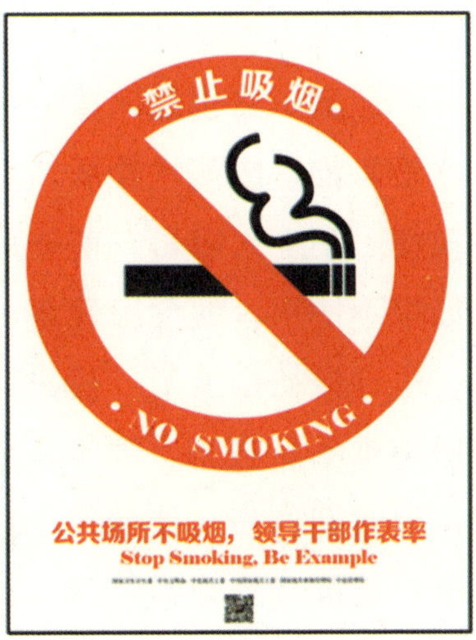
禁止吸烟
NO SMOKING
公共场所不吸烟，领导干部作表率
Stop Smoking, Be Example

误区 53. 吸烟属个人爱好，就像有的人喜欢吃零食，有的人喜欢喝酒，我就喜欢吸烟

解析：吸烟、喝酒、吃零食的确是不同人的不同爱好和选择，但每个人都应选择文明、健康的生活方式和生活习惯。世界卫生组织一直倡导人们选择健康的生活方式，提高生活生命质量。科学已证实，吸烟和二手烟有害健康，并可导致多种疾病甚至死亡，选择吸烟就意味着选择烟草烟雾危害，选择给自己、亲人、朋友增加患多种疾病的风险。因此，请千万不要选择于己、于人都不利的吸烟作为爱好。

误区54. 吸烟是我的人生享受，活得长短并不重要，重要的是生活质量，能享受时就应该尽情享受

解析：的确，每个人都有自己的兴趣和爱好，也需要一定的享受和娱乐，这无可厚非。但是，很多人在以为自己是享受的时候，其实并不清楚这种“享受”带给自己的危害。在摇头丸、冰毒等开始面世时，不少人也认为这是一种时尚和享受，但它们实际是毒品。烟草在很长的一段时间里，也曾被认为是“积极”的东西，但近五十年来的科学研究已证实，它也是严重危害人类健康的东西。

烟草和海洛因、冰毒等都是成瘾性物质，区别无非在于后者很快成瘾，而前者相对较慢。不少人吸毒，前一两次都有很兴奋的感觉，可是成瘾之后，如果不使用，就会出现各种身体和心理上的难受感觉。烟草也一样，也许最初是为了“提神”、“潇洒”而吸烟，但逐渐就会变成为了避免难受而吸烟。很明显的例子，一个烟民如果在禁止吸烟的场所待的时间过长，就会焦虑、坐立不安，这是因为他的烟瘾发作了，他已被烟草“奴役”了。因此，世界卫生组织已把烟草成瘾列为一种神经精神类疾病。

5 关于“烟草经济”的谬误

误区 55. 吸烟可以促进国家经济发展，为 GDP 做贡献

解析：由于我国烟草业的盲目发展，20 世纪 90 年代以来，历年烟草税利均占国家财税总收入的 7% 以上，短期收益很高。但随着科学技术的发现，烟草制品成为一种公认的有害产品，吸烟成瘾被世界卫生组织明确界定为一种慢性、高复发性神经精神疾病，烟草中所含的几百种有毒有害物质，可导致心脑血管系统、呼吸系统、泌尿生殖系统等的多种严重疾病。我国每年死于与吸烟相关疾病的人达 100 万人以上，如得不到有效控制，预计到 2020 年将达到 200 万人。二手烟还会危害吸烟者的亲友和同事。烟草制品所造成的健康危害，以及由此给国家、社会和个人带来的经济损失，实际已超过了烟草税利收入。据经济学家估算，2005 年我国吸烟导致疾病医疗费用的损失为 879.08 亿元，吸烟引起早逝的经济损失为 1618.31 亿元，共计 2494.39 亿元，超过当年的烟草税利 2490 亿元。因此，无论从短期还是长期看，吸烟不但不能促进国家经济发展，反而会阻碍社会经济的发展。

从国家、社会的长远利益出发，控烟已势在必行。现在，全球171个国家和地区已签署世界卫生组织《烟草控制框架公约》，表明了各国政府和人民对禁止吸烟的共识和决心。

除了经济账，吸烟致病对个人和家人身心带来的损失就更大了。吸烟纳税的“贡献”，也早就被庞大的医疗费用抵消了。

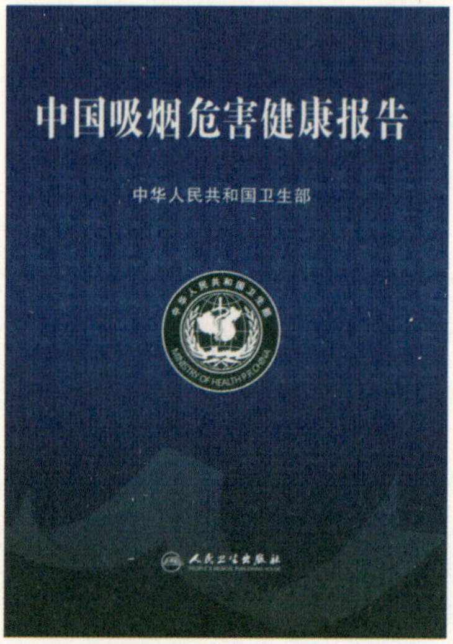

误区56. 吸烟可以保障烟厂职工不下岗，增加就业率

解析：自20世纪50年代科学家确认烟草对人类健康的危害以来，随着人们对烟草危害认识的提高，和世界卫生组织《烟草控制框架公约》的实施，多数国家都对烟草生产、销售及数量进行了严格控制，中国烟草业由于某些特殊原因，目前还很兴旺。但烟草业毕竟是损害人民健康的产业，无疑是一种“夕阳产业”。全国人民代表大会已批准《烟草控制框架公约》并于2006年1月9日起在我国正式生效。我国从人民的根本利益出发，迟早会对烟草业采取“限产”、“减产”、“转产”措施。而在这一系列措施实施的过程中，国家也肯定会对烟厂职工的就业问题做出妥善安排。

误区 57. 种植烟草可以让烟农致富

解析：20 世纪 90 年代初，有的地方报刊曾吹嘘“烟叶铺成致富路”，误导农民大量种烟。目前我国是全球最大的烟草种植国和烟叶生产国。据《2004 中国统计年鉴》和烟草专卖局的统计，全国有 26 个省（市、区）的 510 个县（市）的 364 万农户种烟，占全国农户总数的 1.46%，涉及种烟农户总人口约 1277 万人。

但据统计和实际调查，种烟收入并没有人们想象的那么高，烟农也并没有因此致富。据对云南、河南、贵州、四川、湖南 5 个种烟大省的调查，烤烟成本利润率比种植水稻、小麦、油菜籽、桑蚕都低。如河南省种植烤烟成本利润率为 18.38%，而种籼稻为 136.84%，小麦为 104.84%、玉米为 73.70%、油菜籽为 48.02%。四川省种植烤烟成本利润率为 -4.98%，种籼稻为 84.72%，玉米为 47.92%、油菜籽为 32.21%、桑蚕为 32.93%。另一项统计还表明，一个农村标准劳动力全年种植烤烟纯收入为 2842.36 元，比全国农民人均年收入 2936 元还低 3.19%。在多数地方，非烟农的收入要高于烟农的收入。

还应当指出的是，我国是个人口多、耕地少的国家，把许多良田拿来种植危害人类健康的烟草，不顾粮食生产，不注意林、牧、渔业生产，是不符合国家和人民的长远利益的。国家和有关方面要逐步压缩烟草种植面积，鼓励烟农转向效益更高的其他农作物的生产。

误区 58. 烟草企业是纳税大户，是烟民养活着大家

解析：在我国，烟草企业的确是纳税大户，在 GDP 中占有一定的比例，但比例有下降的趋势。需要指出的是，吸烟者因吸烟引发的疾病导致个人、家庭生活质量下降和社会各项成本支出的增

加，远远超出了烟草企业创造的利润。烟草业越兴旺发达，表明吸烟人数越多，吸烟导致多种疾病的风险越高，给公民健康造成的危害越大，给家庭和社会带来的后果越严重，造成社会的透支越大，社会和大众最终承担了烟草危害的成本。

误区 59. 吸烟利国，种烟利民，我对国家最大的贡献就是吸烟

解析：吸烟的本质是帮助烟草企业扩大规模，创造更多的利润，把危害推销给更多的公民，损害公民的健康，损害公民的生活质量、生命质量及家庭幸福，增加医疗开支，从而增加政府的负担。因此，吸烟不是一项利国的行为。

烟草不是人类的必需品。种植烟草对土地土质的破坏巨大，种植过烟草的土地将很难种植其他作物。民以食为天，土地是农民生存的根基，是中国 13 亿庞大人群生存的保障。我国面临的矛盾是人口的庞大与土地资源的严重不足。因此种烟越多，土地破坏越严重，种植农作物的土地越少，受危害的人越多，中国人口粮食负担将会越重，给人民带来的生存危机越大。

误区 60. 烟草是云南的名片，云南公务员的工资就是靠烟草公司上缴利税得来的

解析：不错，云南的确是我国的产烟大省，据说烟草税利占云南全省地方财政收入的 70% 以上。但必须明确的是：第一，全球多数国家政府已公认烟草危害人民健康这一科学结论，并签署了《烟草控制框架公约》，《烟草控制框架公约》也于 2006 年 1 月 9 日起在我国生效。控制烟草是全球大势所趋，全国大势所趋。第二，烟草危害人民健康，我国每年死于烟草相关疾病的在 100 万人以上，比 2008 年全国甲、乙类传染病和交通事故加起来的死亡人数还要多 9 倍多。我国党和政府坚持“立党为公”、“以人为本”的指导

方针，绝不会为短期烟草利税收入，而牺牲人民健康，影响国家的长远利益。因此，烟草业肯定是“夕阳产业”。

据了解，云南省委、省政府主要领导已表示，云南要积极控烟履约，适当调控烟草业，寻找新的经济增长点。

误区 61. 中国的高价烟够多了，税率也够高了，烟草价格够贵了

解析：事实是，中国的卷烟品牌繁多且价格相差巨大，高价烟和低价烟的价格相差可达 100 多倍。高价烟的价格比其他国家的卷烟价格高得多。但高价烟所占卷烟消费量的比例非常低，吸高价烟的人数少，且高价烟多为公款、送礼消费，“买烟的人不吸，吸烟的人不买”，滋生了腐败。因此，高价烟对绝大多数吸烟者的行为影响不明显。

相反，我国绝大多数烟民吸的是低价烟，最低的卷烟每包 1.5 元，一般也就三、五元一包。国外经验证明，提高烟草税收和价格，是降低烟草消费、减少吸烟人群的最好办法。因此，在我国只有提高中低档卷烟的税收和价格，才能真正使这部分吸烟者受到价格的影响，减少并放弃吸烟。

误区 62. 提高烟草价格会增加低收入人群的负担

解析：低收入人群对烟草提价最为敏感，提高烟草税收和价格对遏制低收入人群吸烟特别重要。国家通过提高烟税来提高卷烟价格，一方面有助于促使烟民特别是低收入人群戒烟；另一方面，低收入人群和青少年往往会因为烟价过高而不会主动尝试吸烟，这也会避免新烟民的产生。同时，不吸烟也使烟草相关疾病减少，避免了因病致贫，有助于保护低收入人群健康，并更好地提高低收入人群的生活质量，把不吸烟节省的钱用于购买更多的生活必需品和支

付其他开支（如食品、住所、教育和医疗保健），从而使低收入家庭成员的收入和生活水平得到相应的提高。

误区 63. 烟草提价会减少国家财政收入

解析：世界卫生组织在总结各国近几年履行《烟草控制框架公约》的经验后指出：提高税收进而提高烟草制品价格，是减少吸烟的最有效手段。烟草价格提高会减少吸烟人数，并促使吸烟者减少吸烟量。为此，一些国家已经将烟草税提高到了零售价格的 75% 以上。

有关专家的研究表明，提高烟税和烟价非但不会影响国家财政收入，还可在近期内增加国家财政收入。据专家分析推算，我国若每包卷烟增加 1 元从量税，也即把每包卷烟价格提高 1 元，则政府财政收入将增加 649 亿元，并将挽救 340 万人的生命，减少医疗费用 26.8 亿元，同时还将创造 99.2 亿元的生产力收益。由于吸烟的成瘾性，按我国吸烟人口及提高烟税和烟价后吸烟人数逐年减少推算，国家财政的烟草税利收入至少在 30 年内不会减少。

6 关于“烟草陷阱”的谬误

误区 64. 低焦油、低尼古丁的卷烟危害小

解析：烟草公司为了维护其商业利益及应对公众对烟草的健康恐慌，近几十年来提出了“降焦减害”的口号，宣称“低焦油 = 低危害”，诱骗了许多吸烟者。这完全是欺骗公众的陷阱。

卷烟的烟雾中含有四千多种化学成分，以气相、粒相两种形态存在，其中气相部分主要有害成分有一氧化碳、氢氰酸、挥发性醛、亚硝胺、氯乙烯、吡啶、气相自由基等；粒相中的主要有害成分有亚硝胺类、苯并芘、萘胺、酚类、钋、铀、镉等。烟焦油仅是其中的一种。

自 1953 年用烟焦油涂抹小鼠诱发皮肤癌的试验成功后，各国曾把卷烟烟气中的烟焦油量作为衡量吸烟危害的指标。全球各大烟草公司开始大量研制推广以过滤嘴为主的“降焦”技术。1976 年，世界上第一支焦油含量低于 16 毫克/支的卷烟诞生后，“低焦油”、“淡味”烟曾风行欧美。虽然经过烟草公司几十年的努力，卷烟的标准焦油量在过去五十多年的时间里降低了近 60%，但是人们期盼烟草相关疾病大幅下降的好事却并没有出现。

多项权威研究证明，“低焦油”并非“低危害”。美国癌症预防研究所2004年报告，他们对90多万30岁以上的受试者的观察表明，与吸15~21毫克/支标准焦油含量卷烟的男性相比，吸低于14毫克/支标准焦油含量的男性患肺癌的风险并没有显著降低。荷兰的一项研究还表明，使用低焦油卷烟，由于深吸和吸入量增加，可能导致肺腺癌的发病率上升。在科学证据面前，西方烟草公司不得不承认“降焦”失败。

有关专家指出，“降焦减害”的欺骗性在于：①美国烟草公司使用的FTC机器测试的烟焦油含量，不是人实际吸入的烟焦油含量。美国菲利普莫里斯公司在1977年的研究报告中就承认：吸烟者实际摄入的量比机器测得的焦油要高出3倍。②焦油降低不表明其他致癌物也降低。毒理学研究证明：焦油量下降时，焦油中的某些强致癌物并未减少，如亚硝胺类、稠环芳烃。因此降低卷烟焦油量不能减少烟草对健康的危害。③低焦油卷烟会产生补偿吸烟现象。焦油降低后，吸烟者为了维持血液中尼古丁的浓度，会采取“补偿行为”，吸得更深，吸的量会更多。随着吸烟次数和量的增加，吸入烟草中的其他有害物质也会增加。

近年来，中国烟草企业为了扩大营销，把美欧已证明失败的“降焦”方法搬到中国来，大搞“降焦减害”，还美其名曰“科学发展”。烟草企业的误导宣传，使消费者和公众误以为焦油含量越低越安全，使吸烟者戒烟意愿降低甚至放弃戒烟，使未成年人和女性更易尝试吸烟。

世界卫生组织曾忠告世人：所有的烟草制品包括“低焦油”卷烟，都是致命的。世界上根本就没有安全的卷烟，吸烟者要想降低烟草相关疾病的患病风险，最有效的方法就是戒烟。

误区 65．加有中草药的烟危害小

解析：这是中国烟草企业设下的又一个陷阱。近年来，我国一些烟草企业在卷烟中添加一些中草药，宣传这些添加物可以减少危害甚至起到保健的作用。其实，中草药卷烟的害处并不比普通卷烟少，它和普通卷烟一样具有致癌性和成瘾性。有关研究显示，烟叶和中草药混合的卷烟所释放的致癌物质和尼古丁，并不少于普通卷烟。检测 135 名中草药卷烟吸食者和 143 名普通卷烟吸食者的尿液，发现中草药卷烟吸食者和普通卷烟吸食者体内的尼古丁水平及致癌物质水平没有差别。

还值得人们深思的是，添加的中草药在卷烟燃烧过程中，是否会转化为其他有害物质？烟草企业是否应该披露卷烟中添加物（包括香味剂和中草药）的成分及其对健康的影响？由于烟草企业没有公布科学实验数据，不能不令人担忧烟草企业无科学依据地随意添加中草药和各种辅助剂，是否会带来更严重的后果。

要特别指出的是，未经国家食品药品监督管理局许可，擅自在卷烟中添加中草药，供人吸食，是违反《药品管理法》和《食品安全法》的。

误区 66．女生吸女士烟是不会影响健康的

解析：所有的烟草制品包括“低焦油”、“淡味”卷烟，都是致命的，根本不存在什么“安全卷烟”。吸烟几乎损害人体全部重要器官：呼吸系统、循环系统、神经系统、泌尿系统及其他重要脏器，这些损害男女是相同的。然而女性特殊的身体结构和孕育下一代的生理特点，使得吸烟对女性还会造成一些特殊的伤害。吸烟可使女性容颜早衰、月经紊乱、痛经、雌激素低下、绝经期提前、骨质疏松、尿失禁。另外，孕妇吸烟对胎儿健康有严重损害，会引发

流产及胎儿早产、死产发育迟缓、先天畸形、低出生体重等。

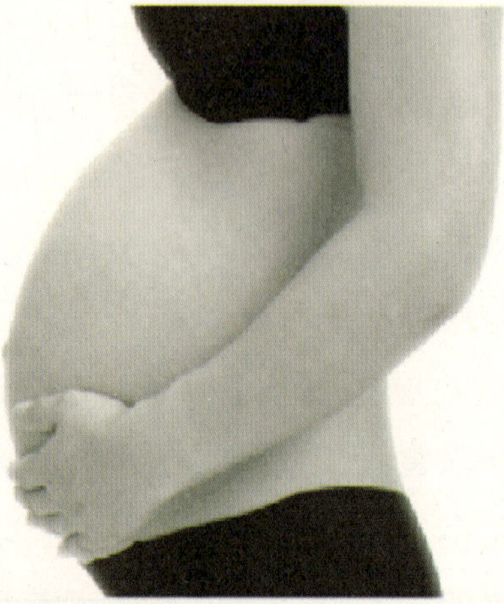

误区 67. 带过滤嘴的卷烟危害小

解析：卷烟燃烧时产生的烟雾在通过过滤嘴时，焦油等部分有害物质被吸附，从而降低了吸烟机测量的结果。然而，吸烟机测量的结果根本不能代表吸烟者实际吸入的有害物质含量。尼古丁是一种成瘾性物质，吸烟者为了维持血液中尼古丁的浓度，会采取“补偿行为”，吸烟者可能增加每天吸烟的次数，吸更大口，更频繁地吸，或者更深地吸入肺部。大量研究数据表明，有过滤嘴/打孔通气设计的卷烟，可以使吸烟者吸入烟雾的阻力大幅度下降。因此，使用同样的力气吸一口烟，可以吸入更多的烟雾。对吸烟者体内烟雾暴露生物标记物的检测结果使一切真相大白——普通卷烟和过滤通气设计的所谓低危害卷烟，吸烟者吸入体内的有害物质一样多，吸烟机测量的结果与吸烟者实际吸入的烟雾水平几乎不相关！可见，过滤嘴/打孔通气是专门为了让吸烟机“说谎”而设计的装置，根本不能有效降低吸烟者的有害物质摄入量。

误区 68. 高价烟、进口烟危害小

解析：科学已证实，任何一种烟草制品对人体都是有害的，根本不存在所谓的安全烟。那些高价烟和进口烟只是在制烟的工艺、取材、包装方面更加精良些，但常常会在制作过程中添加更多的香料等辅料，对人体的伤害只会增加，不会减少。世界卫生组织明确指出，所有的卷烟都会杀人。

误区 69. 烟厂也在改良技术，尽量减轻烟草危害，所以说吸烟危害会随着科技进步而减少

解析：随着科学研究相继证实卷烟焦油的健康危害性，美国联邦贸易委员会（FTC）自 1967 年开始根据相关协议检测烟草中焦油等有害物质的含量。FTC 检测方法的核心是：用机器模拟人吸烟，每分钟吸一次，每次吸入烟雾 35 毫升，持续 2 秒钟，测量吸入烟雾中焦油的含量。FTC 每年公布测试结果，且要求烟草公司把结果标注在烟盒上面，即为标准焦油量。根据 FTC 标准，焦油量不超过 6 毫克的为超低焦油卷烟，7 ~ 14 毫克的为低焦油卷烟，15 毫克及以上的为普通卷烟。现在我国测定烟草焦油采用的也是 FTC 标准和方法。

烟草公司为了应对公众对烟草危害的恐慌，维护其商业利益，首先为卷烟加上过滤嘴，声称这种过滤嘴能有效降低卷烟中的焦油含量。随后又在过滤嘴周围打一圈或多圈的透气孔，这样，在吸烟时，会有一部分外界的空气通过这些透气孔被吸入，从而稀释被吸入的烟草烟雾，降低机器所测得的焦油浓度。另外，烟草公司不断减短卷烟可燃烧部分的长度，利用烟梗、碎片等来蓬松卷烟，减轻其重量，降低机器测得的焦油浓度。

美国和加拿大健康部门提供的数据表明，经过烟草公司几十年

的努力，卷烟的标准焦油量在过去50多年的时间里降低了一半，但与吸烟直接有关的疾病并未明显减少。对英国医生吸烟与肺癌的研究发现，1971—1991年间的英国男性医生标化肺癌死亡率比1959—1971年间的上升了19%，即由原来的264/10万增加到314/10万，而同时期英国烟草的标准焦油量大幅度降低。且男性肺癌死亡率呈下降趋势，但是男性吸烟者的肺癌死亡率却在上升，烟草危害有增无减。2004年Hecht等人检测了吸高、中、低焦油卷烟的三组人尿液中NNK的代谢物总NNAL和致癌物质多环芳烃（PAHs）的代谢物1－HOP的含量，发现这三组人群的分布没有统计学差别，由此推断低焦油卷烟对人体的危害并没有降低，这与流行病学的研究结论是一致的。

一些烟草商将低焦油卷烟包装成所谓“低烟碱”、“淡味型”卷烟等，实际上是在逐步偷换概念，使烟民误以为低焦油卷烟是低危险度卷烟，甚至是安全卷烟，从而丧失警惕，吸更多的卷烟。我们必须记住，世上根本就没有安全卷烟，任何烟草制品对人类都是有害的，不管是低焦油烟、柔和烟，还是淡味烟，它们始终都是烟草制品，都会危害健康与生命。

误区70. 我每次买烟的时候，都关注自己的健康，只购买带有低焦油标志的卷烟

解析：烟盒上的低焦油标识是烟草公司的一个骗术，低焦油并不代表低危害。

同时，低焦油卷烟会使吸烟者戒烟意愿降低。那些吸低焦油卷烟的人戒烟率低于吸普通卷烟人群。美国1986年成人吸烟行为的现况调查研究显示，无论开始就吸低焦油卷烟还是后来转吸低焦油卷烟，其人群的戒烟率都低于吸普通卷烟的人。

世界卫生组织《烟草控制框架公约》第 11 条及其实施准则明确规定：烟草制品不得使用“低焦油”、“淡味”、“超淡味”或“柔和”等词语来误导、欺骗消费者。不应在烟草制品包装和标签上做出关于烟草成分和释放物的定量或定性说明，暗示一种品牌比其他品牌更少危害，如焦油、尼古丁和一氧化碳数字。

误区 71. 烟草公司赞助、捐赠社会公益事业是好事，为社会公益事业提供了一个资金来源

解析：烟草公司每年获得巨大的利润，在巨额经费的支持下，烟草公司利用各种途径大搞烟草广告、促销和赞助活动，以吸引消费者，并促使青少年开始吸烟。由于我国禁止在四类场所、五类媒体做直接的烟草广告，烟草公司便将赞助、捐助社会公益事作为烟草营销途径。通过这类活动，烟草企业获得了良好的社会声誉，吸引了越来越多的青少年开始尝试吸烟，并逐渐成瘾，加入了烟民队伍。然而后果将是 20～30 年后大约有一半吸烟者会因为吸烟患病继而早逝。

世界卫生组织《烟草控制框架公约》第 11 条及其实施准则要求缔约国在《烟草控制框架公约》生效五年内，通过立法手段，全面禁止烟草广告、促销和赞助。

对于公益事业来说，不是什么样的钱都能要的。

误区 72. 盒上面写着“你每抽一盒烟，就为希望工程奉献一份爱心”，吸烟还可以做好事呢

解析：“你每抽一盒烟，就为希望工程奉献一份爱心”是烟草企业的一种营销策略，它一方面为烟草企业树立良好的社会形象，赢得公众，特别是那些接受过资助的孩子和家长的支持；一方面让吸烟者感觉自己每消费一盒卷烟就有一小部分钱捐助了贫困地区的

孩子，是为希望工程奉献爱心的善举。2008 年汶川地震过后，四川和云南出现了 100 多所烟草公司赞助并冠名的希望小学。在这些学校的显著位置都立着一个牌子——“天才出于勤奋，烟草祝你成才”。烟草企业慷慨赞助的背后，到底隐藏着怎样的目的，会对青少年起到什么样的影响呢?

烟草是一种很特殊的商品，它高度成瘾，一旦成瘾，很难戒断。大量研究表明，90% 的成年吸烟者是在青少年时开始吸烟的，所以青少年时期是开始吸烟的主要阶段；青少年不能完全理解吸烟所造成的后果，有关吸烟的长期后果似乎与青少年相距甚远；当青少年想摆脱烟草时，他们发现已经对烟草成瘾并难以戒掉。

老烟民逐渐由于疾病而死亡，烟草公司必须寻求新的烟民以求替代，青少年成为他们营销的重点目标人群。他们充分利用广告、促销和赞助等形式诱导青少年吸烟。赞助希望工程是一种典型的利用公益之名，达到烟草产品营销之实的手段。为此，世界卫生组织《烟草控制框架公约》第 13 条实施准则要求缔约国在公约生效五年内，修改立法，全面禁止烟草广告、促销和赞助。《烟草控制框架公约》第 11 条实施准则中明确规定，在烟盒包装上不能出现美化烟草公司的内容，不能印有诸如“给希望工程献爱心”等字样。

误区 73．受烟草公司赞助的学生读书和吃饭的钱都是烟厂支持的，烟草助我成才

解析：2008 年汶川地震之后，四川和云南出现了 100 多所“烟草希望小学”，每所学校中都立着一个牌子——“天才出于勤奋，烟草祝你成才”。烟草公司真的是在帮助这些孩子吗?

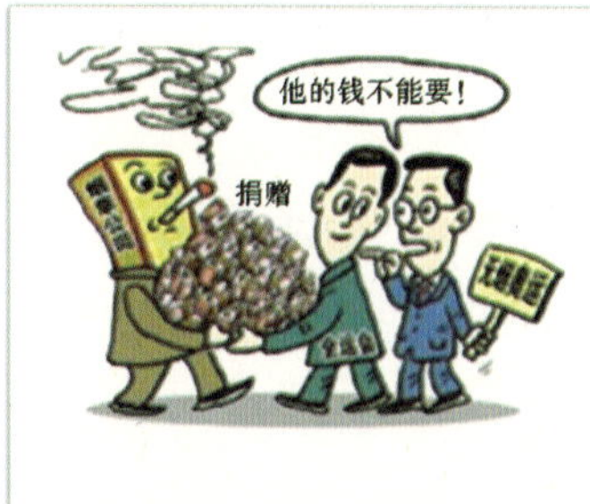

2009年全运会退还
烟草企业捐款

烟草公司捐助学校、设立奖学金支持贫困的学生继续学习，主要有三个目的，第一是为自己树立良好的社会形象；第二是利用公益之名达到烟草产品广告营销的目的；第三点，这些得到过捐助的学生们会从心里感激烟草公司，从而成为烟草行业的支持者，引诱他们成为新的烟民。

正是因为这个原因，世界卫生组织《烟草控制框架公约》第13实施准则要求缔约国在公约生效五年内，修改立法，全面禁止烟草广告、促销和赞助活动。

误区74. 云南的烟厂为老百姓做了很多好事，比如建了很多希望小学，投资修了很多公路，并且还建养老院等等，所以作为云南人应该感谢烟厂的贡献

解析：在云南，一些希望小学是烟草公司捐助的，有些公路、养老院是烟草公司投资的，但云南人民绝不应该感谢烟草公司。

首先，烟草是不良经济。烟草的种植占用并毁坏了大量的良田，种过烟的土地再也种不了其他农作物。而且，烟草的烤制需要大量的木材，在一些烟叶种植地区，木材已经被砍伐一空，生态环境受到了严重的破坏。有证据显示，烟草公司正向原始森林地区扩

张。原始森林一旦被砍伐，是无法恢复的。烟草给环境带来的是毁灭性的灾难。

其次，烟草能够使一半的吸烟者早逝，在患病后会花费大量的医疗费用。我国每年因烟草而死亡的人数高达100万，每年因烟草导致的经济负担已经超过了烟草税收。

其三，烟草公司捐助希望小学、修公路、投资老人院，只是其营销手段之一，其最终目的是吸引更多的人吸烟，增加烟草消费量。

当了解到这些真相后，相信云南人民也不愿以如此高的代价，来发展云南经济。

附录　世界卫生组织《烟草控制框架公约》

序　言

本公约缔约方，决心优先考虑其保护公众健康的权利，认识到烟草的广泛流行是一个对公众健康具有严重后果的全球性问题，呼吁所有国家就有效、适宜和综合的国际应对措施开展尽可能广泛的国际合作。

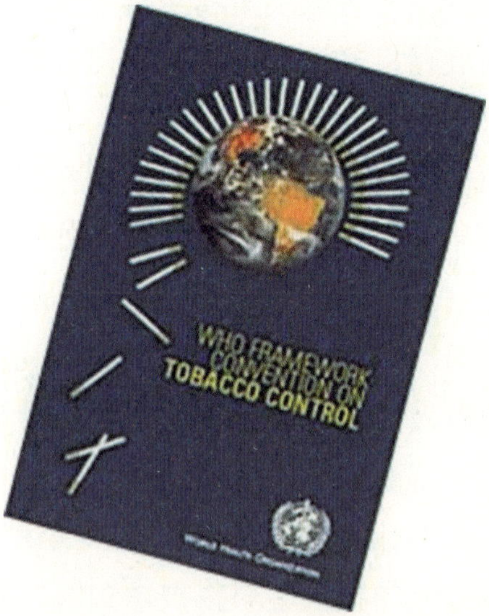

虑及国际社会关于烟草消费和接触烟草烟雾对全世界健康、社会、经济和环境造成的破坏性后果的关注，严重关注全世界，特别是发展中国家，卷烟和其他烟草制品消费和生产的增加，以及它对家庭、穷人和国家卫生系统造成的负担。

认识到科学证据明确确定了烟草消费和接触烟草烟雾会造成死亡、疾病和残疾，以及接触烟草烟雾和以其他方式使用烟草制品与发生烟草相关疾病之间有一段时间间隔，还认识到卷烟和某些其他烟草制品经过精心加工，借以引起和维持对烟草的依赖，它们所含的许多化合物和它们所产生的烟雾具有药理活性、毒性、致突变性和致癌性，并且在主要国际疾病分类中将烟草依赖单独分类为一种疾病。

承认存在着明确的科学证据，表明孕妇接触烟草烟雾是儿童健康和发育的不利条件，深切关注全世界的儿童和青少年吸烟和其他形式烟草消费的增加，特别是开始吸烟的年龄愈来愈小，震惊于全世界妇女和少女吸烟及其他形式烟草制品消费的增加。

铭记妇女需充分参与各级决策和实施工作，并铭记需要有性别针对性的烟草控制战略，深切关注土著居民吸烟和其他形式烟草消费处于高水平，严重关注旨在鼓励使用烟草制品的各种形式的广告、促销和赞助的影响，认识到需采取合作行动以取缔各种形式的卷烟和其他烟草制品非法贸易，包括走私、非法生产和假冒，承认各级烟草控制，特别是在发展中国家和经济转轨国家，需要与目前和预计的烟草控制活动需求相称的充足的财政和技术资源，认识到需建立适宜的机制以应对有效地减少烟草需求战略所带来的长期社会和经济影响，铭记烟草控制规划可能在某些发展中国家和经济转轨国家造成的中、长期社会和经济困难，并认识到它们需要在国家制定的可持续发展战略的框架下获得技术和财政支持。

意识到许多国家正在开展的卓有成效的烟草控制工作，并赞赏世界卫生组织的领导以及联合国系统其他组织和机构与其他国际和区域政府间组织在发展烟草控制措施方面所做的努力，强调不隶属于烟草业的非政府组织和民间社会其他成员，包括卫生专业机构，妇女、青年、环境和消费者团体，以及学术机构和卫生保健机构，对国家和国际烟草控制努力的特殊贡献，及其参与国家和国际烟草控制努力的极端重要性。

认识到需警惕烟草业阻碍或破坏烟草控制工作的任何努力，并需掌握烟草业采取的对烟草控制工作产生负面影响的活动，忆及联合国大会 1966 年 12 月 16 日通过的《经济、社会、文化权利国际公约》第 12 条规定人人有权享有能达到的最高的身心健康的标准，还忆及世界卫生组织《组织法》序言，它宣称享受最高而能获致之健康标准，为人人基本权利之一，不因种族、宗教、政治信仰、经济或社会情境各异，而分轩轾。

决心在考虑目前和有关的科学、技术和经济问题的基础上促进烟草控制措施，忆及联合国大会 1979 年 12 月 18 日通过的《消除对妇女一切形式歧视公约》规定，该公约各缔约国应采取适当的措施，在卫生保健领域消除对妇女的歧视，进一步忆及联合国大会 1989 年 11 月 20 日通过的《儿童权利公约》规定，该公约各缔约国确认儿童有权享有可达到的最高标准的健康。兹议定如下：

第 I 部分　引 言

第 1 条　术语的使用

为本公约目的：

（a）“非法贸易”系指法律禁止的，并与生产、装运、接收、持有、分发、销售或购买有关的任何行径或行为，包括意在便利此类活动的任何行径或行为；

（b）“区域经济一体化组织”系指若干主权国家组成的组织，它已由其成员国让渡处理一系列事项，包括就这些事项做出对其成员国有约束力的决定的授权（在相关处，“国家的”亦指区域经济一体化组织）；

（c）“烟草广告和促销”系指任何形式的商业性宣传、推介或活动，其目的、效果或可能的效果在于直接或间接地推销烟草制品或促进烟草使用；

（d）“烟草控制”系指通过消除或减少人群消费烟草制品和接触烟草烟雾，旨在促进其健康的一系列减少烟草供应、需求和危害的战略；

（e）“烟草业”系指烟草生产商、烟草制品批发商和进口商；

（f）“烟草制品”系指全部或部分由烟叶作为原材料生产的供抽吸、吸吮、咀嚼或鼻吸的制品；

（g）“烟草赞助”系指目的、效果或可能的效果在于直接或间接地推销烟草制品或促进烟草使用的，对任何事件、活动或个人的任何形式的捐助。

第2条　本公约与其他协定和法律文书的关系

1. 为了更好地保护人类健康，鼓励各缔约方实施本公约及其议定书要求之外的其他措施，这些文书不应阻碍缔约方实行符合其规定并符合国际法的更加严格的要求。

2. 本公约及其议定书的各项规定决不影响各缔约方就与本公约及其议定书有关的事项或本公约及其议定书之外的其他事项达成双边或多边协定，包括区域或次区域协定的权利，只要此类协定与本公约及其议定书所规定的义务相一致。有关缔约方应通过秘书处将此类协定通报缔约方会议。

第Ⅱ部分　目标、指导原则和一般义务

第3条　目标

本公约及其议定书的目标是提供一个由各缔约方在国家、区域和全球各级实施烟草控制措施的框架，以便使烟草使用和接触烟草烟雾持续大幅度下降，从而保护当代和后代免受烟草消费和接触烟

草烟雾对健康、社会、环境和经济造成的破坏性影响。

第 4 条　指导原则

各缔约方为实现本公约及其议定书的目标和实施其各项规定，除其他外，应遵循下列指导原则：

1. 宜使人人了解烟草消费和接触烟草烟雾造成的健康后果、成瘾性和致命威胁，并宜在适当的政府级别考虑有效的立法、实施、行政或其他措施，以保护所有人免于接触烟草烟雾。

2. 在国家、区域和国际层面需要强有力的政治承诺以制定和支持多部门的综合措施和协调一致的应对行动，考虑：

（a）需采取措施防止所有人接触烟草烟雾；

（b）需采取措施防止初吸，促进和支持戒烟以及减少任何形式的烟草制品消费；

（c）需采取措施促进土著居民和社区参与制定、实施和评价在社会和文化方面与其需求和观念相适应的烟草控制规划；

（d）需采取措施，在制定烟草控制战略时考虑不同性别的风险。

3. 结合当地文化、社会、经济、政治和法律因素开展国际合作，尤其是技术转让、知识和经济援助以及提供相关专长，以制定和实施有效烟草控制规划，是本公约的一个重要组成部分。

4. 在国家、区域和全球各级采取多部门综合措施和对策以减少所有烟草制品的消费至关重要，以便根据公共卫生原则防止由烟草消费和接触烟草烟雾引起的疾病、过早丧失功能和死亡的发生。

5. 各缔约方在其管辖范围内明确与责任相关的事项是烟草综合控制的重要部分。

6. 宜在国家制定的可持续发展战略框架下认识和强调技术和财政援助的重要性，以便帮助发展中国家缔约方和经济转轨国家缔约方因烟草控制规划而使其生计受到严重影响的烟草种植者和工人进行经济过渡。

7. 为了实现本公约及其议定书的目标，民间社会的参与是必要的。

第 5 条　一般义务

1. 每一缔约方应根据本公约及其作为缔约方的议定书，制定、实施、定期更新和审查国家多部门综合烟草控制战略、计划和规划。

2. 为此目的，每一缔约方应根据其能力：

（a）设立或加强并资助国家烟草控制协调机构或联络点；和

（b）采取和实行有效的立法、实施、行政和/或其他措施并酌情与其他缔约方合作，以制定适当的政策，防止和减少烟草消费、尼古丁成瘾和接触烟草烟雾。

3. 在制定和实施烟草控制方面的公共卫生政策时，各缔约方应根据国家法律采取行动，防止这些政策受烟草业的商业和其他既得利益的影响。

4. 各缔约方应开展合作，为实施本公约及其作为缔约方的议定书制定提议的措施、程序和准则。

5. 各缔约方应酌情同有关国际和区域政府间组织及其他机构合作，以实现本公约及其作为缔约方的议定书的目标。

6. 各缔约方应在其拥有的手段和资源范围内开展合作，通过双边和多边资助机制为本公约的有效实施筹集财政资源。

第Ⅲ部分　减少烟草需求的措施

第 6 条　减少烟草需求的价格和税收措施

1. 各缔约方承认价格和税收措施是减少各阶层人群特别是青少年烟草消费的有效和重要手段。

2. 在不损害各缔约方决定和制定其税收政策的主权时，每一缔约方宜考虑其有关烟草控制的国家卫生目标，并酌情采取或维持可包括以下方面的措施：

（a）对烟草制品实施税收政策并在适宜时实施价格政策，以促进旨在减少烟草消费的卫生目标；和

（b）酌情禁止或限制向国际旅行者销售和/或由其进口免除国内税和关税的烟草制品。

3. 各缔约方应根据第21条在向缔约方会议提交的定期报告中提供烟草制品税率及烟草消费趋势。

第7条　减少烟草需求的非价格措施

各缔约方承认综合的非价格措施是减少烟草消费的有效和重要手段。每一缔约方应采取和实行依照第8条至第13条履行其义务所必要的有效的立法、实施、行政或其他措施，并应酌情为其实施直接或通过有关国际机构开展相互合作。缔约方会议应提出实施这些条款规定的适宜准则。

第8条　防止接触烟草烟雾

1. 各缔约方承认科学已明确证实接触烟草烟雾会造成死亡、疾病和功能丧失。

2. 每一缔约方应在国家法律规定的现有国家管辖范围内采取和实行，并在其他司法管辖权限内积极促进采取和实行有效的立法、实施、行政和/或其他措施，以防止在室内工作场所、公共交通工具、室内公共场所，适当时，包括其他公共场所接触烟草烟雾。

第9条　烟草制品成分管制

缔约方会议应与有关国际机构协商提出检测和测量烟草制品成分和燃烧释放物的指南以及对这些成分和释放物的管制指南。经有

关国家当局批准，每一缔约方应对此类检测和测量以及此类管制采取和实行有效的立法、实施和行政或其他措施。

第 10 条　烟草制品披露的规定

每一缔约方应根据其国家法律采取和实行有效的立法、实施、行政或其他措施，要求烟草制品生产商和进口商向政府当局披露烟草制品成分和释放物的信息。每一缔约方应进一步采取和实行有效措施以公开披露烟草制品有毒成分和它们可能产生的释放物的信息。

第 11 条　烟草制品的包装和标签

1. 每一缔约方应在本公约对该缔约方生效后三年内，根据其国家法律采取和实行有效措施以确保：

（a）烟草制品包装和标签不得以任何虚假、误导、欺骗或可能对其特性、健康影响、危害或释放物产生错误印象的手段推销一种烟草制品，包括直接或间接产生某一烟草制品比其他烟草制品危害小的虚假印象的任何词语、描述、商标、图形或任何其他标志。其可包括“低焦油”、“淡味”、“超淡味”或“柔和”等词语；和

（b）在烟草制品的每盒和单位包装及这类制品的任何外部包装和标签上带有说明烟草使用有害后果的健康警语，并可包括其他适宜信息。这些警语和信息：

（i）应经国家主管当局批准，

（ii）应轮换使用，

（iii）应是大而明确、醒目和清晰的，

（iv）宜占据主要可见部分的 50% 或以上，但不应少于 30%，

（v）可采取或包括图片或象形图的形式。

2. 除本条第 1（b）款规定的警语外，在烟草制品的每盒和单位包装及这类制品的任何外部包装和标签上，还应包含国家当局所

规定的有关烟草制品成分和释放物的信息。

3. 每一缔约方应规定，本条第1（b）款以及第2款规定的警语和其他文字信息，应以其一种或多种主要语言出现在烟草制品每盒和单位包装及这类制品的任何外部包装和标签上。

4. 就本条而言，与烟草制品有关的“外部包装和标签”一词，适用于烟草制品零售中使用的任何包装和标签。

第12条　教育、交流、培训和公众意识

每一缔约方应酌情利用现有一切交流手段，促进和加强公众对烟草控制问题的认识。为此目的，每一缔约方应采取和实行有效的立法、实施、行政或其他措施以促进：

（a）广泛获得有关烟草消费和接触烟草烟雾对健康危害，包括成瘾性的有效综合的教育和公众意识规划；

（b）有关烟草消费和接触烟草烟雾对健康的危害，以及第14.2条所述的戒烟和无烟生活方式的益处的公众意识；

（c）公众根据国家法律获得与本公约目标有关的关于烟草业的广泛信息；

（d）针对诸如卫生工作者、社区工作者、社会工作者、媒体工作者、教育工作者、决策者、行政管理人员和其他有关人员的有关烟草控制的有效适宜的培训或宣传和情况介绍规划；

（e）与烟草业无隶属关系的公立和私立机构以及非政府组织在制定和实施部门间烟草控制规划和战略方面的意识和参与；以及

（f）有关烟草生产和消费对健康、经济和环境的不利后果信息的公众意识和获得。

第13条　烟草广告、促销和赞助

1. 各缔约方认识到广泛禁止广告、促销和赞助将减少烟草制品的消费。

2. 每一缔约方应根据其宪法或宪法原则广泛禁止所有的烟草广告、促销和赞助。根据该缔约方现有的法律环境和技术手段，其中应包括广泛禁止源自本国领土的跨国广告、促销和赞助。就此，每一缔约方在公约对其生效后的五年内，应采取适宜的立法、实施、行政和/或其他措施，并应按第 21 条的规定相应地进行报告。

3. 因其宪法或宪法原则而不能采取广泛禁止措施的缔约方，应限制所有的烟草广告、促销和赞助。根据该缔约方目前的法律环境和技术手段，应包括限制或广泛禁止源自其领土并具有跨国影响的广告、促销和赞助。就此，每一缔约方应采取适宜的立法、实施、行政和/或其他措施并按第 21 条的规定相应地进行报告。

4. 根据其宪法或宪法原则，每一缔约方至少应：

（a）禁止采用任何虚假、误导或欺骗或可能对其特性、健康影响、危害或释放物产生错误印象的手段，推销烟草制品的所有形式的烟草广告、促销和赞助；

（b）要求所有烟草广告，并在适当时包括促销和赞助带有健康或其他适宜的警语或信息；

（c）限制采用鼓励公众购买烟草制品的直接或间接奖励手段；

（d）对于尚未采取广泛禁止措施的缔约方，要求烟草业向有关政府当局披露用于尚未被禁止的广告、促销和赞助的开支。根据国家法律，这些政府当局可决定向公众公开并根据 第 21 条向缔约方会议提供这些数字；

（e）在五年之内，在广播、电视、印刷媒介和酌情在其他媒体如因特网上广泛禁止烟草广告、促销和赞助，如某一缔约方因其宪法或宪法原则而不能采取广泛禁止的措施，则应在上述期限内和上述媒体中限制烟草广告、促销和赞助；以及

（f）禁止对国际事件、活动和/或其参加者的烟草赞助；若缔

约方因其宪法或宪法原则而不能采取禁止措施，则应限制对国际事件、活动和/或其参加者的烟草赞助。

5. 鼓励缔约方实施第4款所规定义务之外的措施。

6. 各缔约方应合作发展和促进消除跨国界广告的必要技术和其他手段。

7. 已实施禁止某些形式的烟草广告、促销和赞助的缔约方有权根据其国家法律禁止进入其领土的此类跨国界烟草广告、促销和赞助，并实施与源自其领土的国内广告、促销和赞助所适用的相同处罚。本款并不构成对任何特定处罚的认可或赞成。

8. 各缔约方应考虑制定一项议定书，确定需要国际合作的广泛禁止跨国界广告、促销和赞助的适当措施。

第14条　与烟草依赖和戒烟有关的降低烟草需求的措施

1. 每一缔约方应考虑到国家现状和重点，制定和传播以科学证据和最佳实践为基础的适宜、综合和配套的指南，并应采取有效措施以促进戒烟和对烟草依赖的适当治疗。

2. 为此目的，每一缔约方应努力：

（a）制定和实施旨在促进戒烟的有效的规划，诸如在教育机构、卫生保健设施、工作场所和体育环境等地点的规划；

（b）酌情在卫生工作者、社区工作者和社会工作者的参与下，将诊断和治疗烟草依赖及对戒烟提供的咨询服务纳入国家卫生和教育规划、计划和战略；

（c）在卫生保健设施和康复中心建立烟草依赖诊断、咨询、预防和治疗的规划；以及

（d）依照第22条的规定，与其他缔约方合作促进获得可负担得起的对烟草依赖的治疗，包括药物制品。此类制品及其成分适当时可包括药品、给药所用的产品和诊断制剂。

第Ⅳ部分　减少烟草供应的措施

第 15 条　烟草制品非法贸易

注：在谈判前和整个谈判期间关于及早制定有关烟草制品非法贸易的议定书已有一定的讨论。制定这一议定书的谈判可以在通过《烟草控制框架公约》后立即由政府间谈判机构启动，或在更晚的阶段，由缔约方会议启动。

1. 各缔约方认识到消除一切形式的烟草制品非法贸易，包括走私、非法生产和假冒，以及制定和实施除次区域、区域和全球协定之外的有关国家法律，是烟草控制的基本组成部分。

2. 每一缔约方应采取和执行有效的立法、实施、行政或其他措施，以确保所有烟草制品每盒和单位包装以及此类制品的任何外包装有标志以协助各缔约方确定烟草制品的来源，并且根据国家法律和有关的双边或多边协定协助各缔约方确定转移地点并监测、记录和控制烟草制品的流通及其法律地位。此外，每一缔约方应：

（a）要求在其国内市场用于零售和批发的烟草制品的每盒和单位包装带有一项声明："只允许在（插入国家、地方、区域或联邦的地域名称）销售"，或含有说明最终目的地或能帮助当局确定该产品是否可在国内市场合法销售的任何其他有效标志；和

（b）酌情考虑发展实用的跟踪和追踪制度以进一步保护销售系统并协助调查非法贸易。

3. 每一缔约方应要求以清晰的形式和/或以本国一种或多种主要语言提供本条第 2 款中规定的包装信息或标志。

4. 为消除烟草制品非法贸易，每一缔约方应：

（a）监测和收集关于烟草制品跨国界贸易，包括非法贸易的数据，并根据国家法律和适用的有关双边或多边协定在海关、税务和其他有关部门之间交换信息；

（b）制定或加强立法，通过适当的处罚和补救措施，打击包括假冒和走私卷烟在内的烟草制品非法贸易；

（c）采取适当措施，确保在可行的情况下采用有益于环境的方法，销毁或根据国家法律处理没收的所有生产设备、假冒和走私卷烟及其他烟草制品；

（d）采取和实施措施，以监测、记录和控制在其管辖范围内持有或运送的免除国内税或关税的烟草制品的存放和销售；以及

（e）酌情采取措施，使之能没收烟草制品非法贸易所得。

5. 根据第 21 条的规定，各缔约方应在给缔约方会议的定期报告中酌情以汇总形式提供依照本条第 4（a）和 4（d）款收集的信息。

6. 各缔约方应酌情并根据国家法律促进国家机构以及有关区域和国际政府间组织之间在调查、起诉和诉讼程序方面的合作，以便消除烟草制品非法贸易。应特别重视区域和次区域级在打击烟草制品非法贸易方面的合作。

7. 每一缔约方应努力采取和实施进一步措施，适宜时，包括颁发许可证，以控制或管制烟草制品的生产和销售，从而防止非法贸易。

第 16 条　向未成年人销售和由未成年人销售

1. 每一缔约方应在适当的政府级别采取和实行有效的立法、实施、行政或其他措施禁止向低于国内法律、国家法律规定的年龄或 18 岁以下者出售烟草制品。这些措施可包括：

（a）要求所有烟草制品销售者在其销售点内设置关于禁止向未成年人出售烟草的清晰醒目告示，并且当有怀疑时，要求每一购买烟草者提供适当证据证明已达到法定年龄；

（b）禁止以可直接选取烟草制品的任何方式，例如售货架等

出售此类产品；

（c）禁止生产和销售对未成年人具有吸引力的烟草制品形状的糖果、点心、玩具或任何其他实物；以及

（d）确保其管辖范围内的自动售烟机不能被未成年人所使用，且不向未成年人促销烟草制品。

2. 每一缔约方应禁止或促使禁止向公众尤其是未成年人免费分发烟草制品。

3. 每一缔约方应努力禁止分支或小包装销售卷烟，因这种销售会提高未成年人对此类制品的购买能力。

4. 各缔约方认识到，防止向未成年人销售烟草制品的措施宜酌情与本公约中所包含的其他规定一并实施，以提高其有效性。

5. 当签署、批准、接受、核准或加入本公约时，或在其后的任何时候，缔约方可通过有约束力的书面声明表明承诺在其管辖范围内禁止使用自动售烟机，或在适宜时完全禁止自动售烟机。依据本条所做的声明应由保存人周知本公约所有缔约方。

6. 每一缔约方应采取和实行有效的立法、实施、行政或其他措施，包括对销售商和批发商实行处罚，以确保遵守本条第1－5款中包含的义务。

7. 每一缔约方宜酌情采取和实行有效的立法、实施、行政或其他措施，禁止由低于国内法律、国家法律规定的年龄或18岁以下者销售烟草制品。

第17条　对经济上切实可行的替代活动提供支持

各缔约方应相互合作并与有关国际和区域政府间组织合作，为烟草工人、种植者，以及在某些情况下对个体销售者酌情促进经济上切实可行的替代生计。

第Ⅴ部分　保护环境

第 18 条　保护环境和人员健康

各缔约方同意在履行本公约之下的义务时，在本国领土内的烟草种植和生产方面对保护环境和与环境有关的人员健康给予应有的注意。

第Ⅵ部分　与责任有关的问题

第 19 条　责任

1. 为烟草控制的目的，必要时，各缔约方应考虑采取立法行动或促进其现有法律，以处理刑事和民事责任，适当时包括赔偿。

2. 根据第 21 条的规定，各缔约方应相互合作，通过缔约方会议交换信息，包括：

（a）根据第 20. 3（a）条有关烟草制品消费和接触烟草烟雾对健康影响的信息；和

（b）已生效的立法、法规以及相关判例的信息。

3. 各缔约方在适当时并经相互同意，在其国家立法、政策、法律惯例和可适用的现有条约安排的限度内，就本公约涉及的民事和刑事责任的诉讼相互提供协助。

4. 本公约应不以任何方式影响或限制缔约方已有的、相互利用对方法院的任何权力。

5. 如可能，缔约方会议可在初期阶段，结合有关国际论坛正在开展的工作，审议与责任有关的事项，包括适宜的关于这些事项的国际方式和适宜的手段，以便应缔约方的要求支持其根据本条进行立法和其他活动。

第Ⅶ部分　科学和技术合作与信息通报

第 20 条　研究、监测和信息交换

1. 各缔约方承诺开展和促进烟草控制领域的国家级的研究，

并在区域和国际层面内协调研究规划。为此目的，每一缔约方应：

（a）直接或通过有关国际和区域政府间组织及其他机构，启动研究和科学评估并在该方面进行合作，以促进和鼓励有关烟草消费和接触烟草烟雾的影响因素和后果的研究及确定替代作物的研究；和

（b）在相关国际和区域政府间组织及其他机构的支持下，促进和加强对所有从事烟草控制活动，包括从事研究、实施和评价人员的培训和支持。

2. 各缔约方应酌情制定烟草消费和接触烟草烟雾的流行规模、模式、影响因素和后果的国家、区域和全球的监测规划。为此，缔约方应将烟草监测规划纳入国家、区域和全球健康监测规划，使数据具有可比性，并在适当时在区域和国际层面进行分析。

3. 各缔约方认识到国际和区域政府间组织及其他机构提供的财政和技术援助的重要性。

各缔约方应努力：

（a）逐步建立烟草消费和有关社会、经济及健康指标的国家级的流行病学监测体系；

（b）在区域和全球烟草监测，以及关于本条第3（a）款所规定指标的信息交换方面与相关的国际和区域政府间组织及其他机构合作，包括政府机构和非政府机构；以及

（c）与世界卫生组织合作，针对烟草相关监测资料的收集、分析和传播制定一般的指导原则或工作程序。

4. 各缔约方应根据国家法律促进和便利可公开获得的与本公约有关的科学、技术、社会经济、商业和法律资料以及有关烟草业业务和烟草种植的信息交换，同时这种做法应考虑并注意到发展中国家及经济转轨国家缔约方的特殊需求。每一缔约方应努力：

（a）逐步建立和保持更新的烟草控制法律和法规，及适当的执法情况和相关判例数据库，并合作制定区域和全球烟草控制规划；

（b）根据本条第3（a）款逐步建立和保持国家监测规划的更新数据；以及

（c）与有关国际组织合作，逐步建立并保持全球系统，定期收集和传播烟草生产、加工和对本公约或国家烟草控制活动有影响的烟草业有关活动的信息。

5. 各缔约方宜在其为成员的区域和国际政府间组织、以及金融和开发机构中进行合作，促进和鼓励向本公约秘书处提供技术和财务资源，以协助发展中国家缔约方及经济转轨国家缔约方履行其关于研究、监测和信息交换的承诺。

第21条　报告和信息交换

1. 各缔约方应定期通过秘书处向缔约方会议提交实施本公约的情况报告，其中宜包括以下方面：

（a）为执行本公约所采取的立法、实施、行政或其他措施的信息；

（b）在本公约实施中遇到的任何制约或障碍以及为克服这些障碍所采取措施的适宜信息；

（c）为烟草控制活动提供或接受的财政和技术援助的适宜信息；

（d）第20条中规定的监测和研究信息；以及

（e）第6．3、13．2、13．3、13．4（d）、15．5和19．2条中规定的信息。

2. 各缔约方提供此类报告的频率和格式应由缔约方会议确定。各缔约方应在本公约对其生效后两年内提供第一次报告。

3. 依照第22和26条，缔约方会议应考虑做出安排，以便协助有此要求的发展中国家缔约方和经济转轨国家缔约方履行其在本条下的义务。

4. 依照本公约进行的报告和信息交换应遵循本国有关保密和隐私权的法律。经共同商定，各缔约方应对交换的机密信息提供保护。

第22条　科学、技术和法律方面的合作及有关专业技术的提供

1. 考虑到发展中国家缔约方和经济转轨国家缔约方的需求，各缔约方应直接或通过有关国际机构进行合作，以增强履行由本公约产生的各项义务的能力。经相互同意，此类合作应促进技术、科学和法律专长及工艺技术的转让，以制定和加强国家烟草控制战略、计划和规划。除其他外，其目的是：

（a）促进与烟草控制有关的技术、知识、技能、能力和专长的开发、转让和获得；

（b）除其他外，通过下列方式提供技术、科学、法律和其他专业技术专长，其目的是制定和加强国家烟草控制战略、计划和规划以执行本公约：

（i）根据要求，协助建立强有力的立法基础以及技术规划，包括预防初吸、促进戒烟和防止接触烟草烟雾的规划；

（ii）以经济上切实可行的方式酌情帮助烟草工人开发经济上和法律上切实可行的适宜的替代生计；以及

（iii）以经济上切实可行的方式酌情帮助烟草种植者从烟草种植转向其他替代农作物；

（c）根据第12条支持对有关人员的适宜的培训或宣传规划；

（d）酌情为烟草控制战略、计划和规划提供必要的物资、设

备、用品和后勤支持；

(e) 确定烟草控制方法，包括对尼古丁成瘾的综合治疗；以及

(f) 酌情促进对综合治疗尼古丁成瘾方法的研究，以增强对该方法的经济承受能力。

2. 缔约方会议应利用根据第 26 条获得的财政支持，促进和推动技术、科学和法律专长以及工艺的转让。

第Ⅷ部分　机构安排和财政资源

第 23 条　缔约方会议

1. 特此设立缔约方会议。缔约方会议第一次会议应由世界卫生组织于本公约生效后一年内召开。缔约方会议将在其第一次会议上决定其后的常会地点和时间。

2. 缔约方会议可于其认为必要的其他时间，或经任何缔约方书面要求，在公约秘书处将该要求通报各缔约方后六个月内至少有三分之一缔约方表示支持的情况下，举行特别会议。

3. 缔约方会议应在其第一次会议上以协商一致的方式通过其《议事规则》。

4. 缔约方会议应以协商一致的方式通过其本身的以及指导资助任何可能设立的附属机构的财务细则以及管理秘书处运转的财务规则。它应在每次常会上通过直至下次常会的财务周期预算。

5. 缔约方会议应定期审评本公约的实施情况和做出促进公约有效实施的必要决定，并可根据第 28、29 和 33 条通过议定书、附件及对公约的修正案。为此目的，它应：

(a) 促进和推动依照第 20 和 21 条进行的信息交换；

(b) 促进和指导除第 20 条的规定外与实施本公约有关的研究和数据收集的可比方法的制订和定期改进；

（c）酌情促进战略、计划、规划以及政策、立法和其他措施的制定、实施和评价；

（d）审议各缔约方根据第21条提交的报告并通过关于本公约实施情况的定期报告；

（e）根据第26条促进和推动实施本公约的财政资源的筹集；

（f）设立为实现本公约的目标所需的附属机构；

（g）酌情要求联合国系统的适当和相关组织和机构、其他国际和区域政府间组织以及非政府组织和机构为加强本公约的实施提供服务、合作和信息；以及

（h）依据实施本公约所取得的经验，酌情考虑采取其他行动以实现本公约的目标。

6. 缔约方会议应制订观察员参加其会议的标准。

第24条　秘书处

1. 缔约方会议应指定一个常设秘书处并为其运转做出安排。缔约方会议应努力在其第一次会议完成此项工作。

2. 在指定和成立常设秘书处之前，本公约秘书处的职能应由世界卫生组织提供。

3. 秘书处的职能应为：

（a）为缔约方会议及任何附属机构的各届会议做出安排并提供所需的服务；

（b）转递它收到的依照本公约提交的报告；

（c）在公约规定提供的信息的汇编和交换方面，向提出要求的各缔约方，特别是发展中国家缔约方和经济转轨国家缔约方提供支持；

（d）在缔约方会议的指导下，编写其在本公约下开展活动的报告，并提交给缔约方会议；

（e）在缔约方会议的指导下，确保与有关国际和区域政府间组织及其他机构的必要协调；

（f）在缔约方会议的指导下，为有效履行其职能，进行有关行政或契约安排；以及

（g）履行本公约及其任何议定书所规定的其他秘书处职能和缔约方会议可能决定的其他职能。

第 25 条　缔约方会议与政府间组织的关系

为了提供实现本公约目标所需的技术和财政合作，缔约方会议可要求有关国际和区域政府间组织，包括金融和开发机构开展合作。

第 26 条　财政资源

1．各缔约方认识到财政资源在实现本公约目标方面发挥的重要作用。

2．每一缔约方应根据其国家计划、优先事项和规划为其旨在实现本公约目标的国家活动提供财政支持。

3．各缔约方应酌情促进利用双边、区域、次区域和其他多边渠道，为制定和加强发展中国家缔约方和经济转轨国家缔约方的多部门综合烟草控制规划提供资金。因此，应在国家制定的可持续发展战略中强调和支持经济上切实可行的烟草生产替代生计，包括作物多样化。

4．参加有关区域和国际政府间组织以及金融和开发机构的缔约方，应鼓励这些机构为发展中国家缔约方和经济转轨国家缔约方提供财政援助，以协助其实现本公约规定的义务，并且不限制其在这些组织中的参与权利。

5．各缔约方同意：

（a）为协助各缔约方实现本公约规定的义务，宜筹集和利用

一切可用于烟草控制活动的潜在的和现有的，无论公共的还是私人的财政、技术或其他资源，以使所有缔约方，尤其是发展中国家和经济转轨国家缔约方受益；

（b）秘书处应根据发展中国家缔约方和经济转轨国家缔约方的要求，通报现有的可用于帮助其实现公约规定义务的资金来源；

（c）缔约方会议应在其第一次会议上根据秘书处进行的研究和其他有关信息，审查现有和潜在的援助资源和机制，并考虑其充分性；以及

（d）缔约方会议应根据审查结果，确定加强现有机制或建立一个自愿全球基金或其他适当财政资源的必要性，以便为发展中国家缔约方和经济转轨国家缔约方的需求提供额外财政资源，帮助其实现本公约的目标。

第Ⅸ部分　争端解决

第 27 条　争端解决

1. 如两个或两个以上缔约方之间就本公约的解释或适用发生争端时，有关缔约方应通过外交途径谈判或寻求其自行选择的任何其他和平方式解决此争端，包括斡旋、调停或和解。未能通过斡旋、调停或和解达成一致的，并不免除争端各当事方继续寻求解决该争端的责任。

2. 当批准、接受、核准、正式确认或加入本公约时，或在其后的任何时候，国家或区域经济一体化组织可书面向保存人声明，对未能根据本条第 1 款解决的争端，其接受根据缔约方会议以协商一致方式通过的程序进行的特别仲裁作为强制性手段。

3. 除非有关议定书另有规定，本条规定应适用于各缔约方之间的任何议定书。

第X部分　公约的发展

第28条　公约的修正

1. 任何缔约方可提出对本公约的修正案。此类修正案将由缔约方会议进行审议。

2. 本公约的修正案应由缔约方会议通过。对本公约提出的任何修正案的案文，应由秘书处在拟议通过该修正案的会议之前至少六个月通报各缔约方。秘书处还应将提出的修正案案文通报本公约各签署方，并送交保存人以供参考。

3. 各缔约方应尽一切努力以协商一致方式，就对本公约提出的任何修正案达成协议。如为谋求协商一致已尽了一切努力，仍未达成协议，作为最后的方式，该修正案应以出席会议并参加表决的缔约方四分之三多数票通过。为本条之目的，出席会议并参加表决的缔约方系指出席会议并投赞成或反对票的缔约方。通过的任何修正案应由秘书处送交保存人，再由保存人转送所有缔约方以供其接受。

4. 对修正案的接受文书应交存于保存人。根据本条第3款通过的修正案，对接受该修正案的缔约方，应于保存人收到本公约至少三分之二缔约方的接受文书之日后的第九十天起生效。

5. 对于任何其他缔约方，修正案应在该缔约方向保存人交存接受该修正案的接受书之日后第九十天起对其生效。

第29条　公约附件的通过和修正

1. 本公约的附件及其修正案应根据第28条中规定的程序提出、通过和生效。

2. 本公约的附件应构成本公约不可分割的组成部分，除另有明文规定外，凡提到本公约即同时提到其任何附件。

3. 附件应限于与程序、科学、技术或行政事项有关的清单、表格及任何其他描述性材料。

第Ⅺ部分　最后条款

第 30 条　保留

对本公约不得作任何保留。

第 31 条　退约

1. 自本公约对一缔约方生效之日起两年后，该缔约方可随时向保存人发出书面通知退出本公约。

2. 任何退出，应自保存人收到退出通知之日起一年期满时生效，或在退出通知中所指明的一年之后的某日期生效。

3. 退出本公约的任何缔约方应被视为也退出其作为缔约方的任何议定书。

第 32 条　表决权

1. 除本条第 2 款所规定外，本公约每一缔约方应有一票表决权。

2. 区域经济一体化组织在其权限内的事项上应行使票数与其作为本公约缔约方的成员国数目相同的表决权。如果一个此类组织的任一成员国行使自己的表决权，则该组织不得再行使表决权，反之亦然。

第 33 条　议定书

1. 任何缔约方可提议议定书。此类提案将由缔约方会议进行审议。

2. 缔约方会议可通过本公约的议定书。在通过议定书时，应尽一切努力达成一致意见。如为谋求协商一致已尽了一切努力，仍未达成协议，作为最后的方式，该议定书应以出席会议并参加表决的缔约方四分之三多数票通过。为本条之目的，出席会议并参加表决的缔约方系指出席会议并投赞成或反对票的缔约方。

3. 提议的任何议定书文本，应由秘书处在拟议通过该议定书的会议至少六个月之前通报各缔约方。

4. 只有本公约的缔约方可成为议定书的缔约方。

5. 本公约的任何议定书只应对所述议定书的缔约方有约束力。只有某一议定书的缔约方可做出限于该议定书相关事项的决定。

6. 任何议定书的生效条件应由该议定书予以确定。

第 34 条　签署

本公约应自 2003 年 6 月 16 日至 2003 年 6 月 22 日在日内瓦世界卫生组织总部，其后自 2003 年 6 月 30 日至 2004 年 6 月 29 日在纽约联合国总部，开放供世界卫生组织所有会员国、非世界卫生组织会员国但系联合国成员国的任何国家以及区域经济一体化组织签署。

第 35 条　批准、接受、核准、正式确认或加入

1. 本公约应由各国批准、接受、核准或加入和各区域经济一体化组织正式确认或加入。

公约应自签署截止日之次日起开放供加入。批准、接受、核准、正式确认或加入的文书应交存于保存人。

2. 任何成为本公约缔约方而其成员均非缔约方的区域经济一体化组织，应受本公约一切义务的约束。如那些组织的一个或多个成员国为本公约的缔约方，该组织及其成员国应决定各自在履行公约义务方面的责任。在此情况下，该组织及其成员国无权同时行使本公约规定的权利。

3. 区域经济一体化组织应在其有关正式确认的文书或加入的文书中声明其在本公约所规定事项上的权限。这些组织还应将其权限范围的任何重大变更通知保存人，再由保存人通知各缔约方。

第 36 条　生效

1. 本公约应自第四十份批准、接受、核准、正式确认或加入的文书交存于保存人之日后第九十天起生效。

2. 对于在本条第 1 款中规定的生效条件达到之后批准、接受、核准或加入本公约的每个国家，本公约应自其交存、批准、接受、核准或加入的文书之日后第九十天起生效。

3. 对于在达到本条第 1 款规定的生效条件之后交存正式确认的文书或加入的文书的每个区域经济一体化组织，本公约应自其交存正式确认或加入的文书之日后第九十天起生效。

4. 为本条之目的，区域经济一体化组织所交存的任何文书不应被视为该组织成员国所交存文书之外的额外文书。

第 37 条　保存人

联合国秘书长应为本公约及其修正案和根据第 28、29 和 33 条通过的议定书和附件的保存人。

第 38 条　作准文本

本公约正本交存于联合国秘书长，其阿拉伯文、中文、英文、法文、俄文和西班牙文文本同为作准。

下列签署人，经正式授权，在本公约上签字，以昭信守。

二 OO 三年五月二十一日订于日内瓦

图书在版编目(CIP)数据

烟草危害健康常识/曾庆勇主编.
——南昌:江西科学技术出版社,2016.7
ISBN 978-7-5390-5705-7
Ⅰ.①烟… Ⅱ.①曾… Ⅲ.①烟草-危害性-基本知识 Ⅳ.①R163.2
中国版本图书馆CIP数据核字(2016)第131162号
国际互联网(Internet)地址:http://www.jxkjcbs.com
选题序号:ZK2015283
图书代码:D16019-102

烟草危害健康常识

主编/曾庆勇

责任编辑/范春龙
出版发行/江西科学技术出版社
社址/南昌市蓼洲街2号附1号
邮编/330009 电话/(0791)86623491 86639342(传真)
经销/各地新华书店
印刷/江西千叶彩印有限公司
版次/2016年7月第1版
2017年2月第2次印刷
开本/787mm×1092mm 1/16 10印张
字数/100千字
书号/ISBN 978-7-5390-5705-7
定价/28.00元
赣版权登字-03-2016-224